·肿瘤细化护理丛书·　　总主编　周染云

肺部肿瘤细化护理

主　编　李　丹　申　戈　吴世凯

U0389256

科学出版社

北　京

内 容 简 介

　　本书以问答形式介绍了肺部肿瘤疾病的相关知识。主要为肺部肿瘤疾病的基础知识、手术治疗、化学治疗、放射治疗、靶向药物治疗、微创治疗、热疗等内容，以及常见症状、不良反应的护理。

　　本书内容丰富、条理清晰、言简意赅、便于应用，实用性强，是供临床护理人员业务学习，提高护理质量的参考用书。

图书在版编目（CIP）数据

肺部肿瘤细化护理/李丹，申戈，吴世凯主编.—北京：科学出版社，2017.7
（肿瘤细化护理丛书/周染云主编）
ISBN 978-7-03-053956-4

Ⅰ.①肺…　Ⅱ.①李…②申…③吴…　Ⅲ.①肺肿瘤—护理　Ⅳ.① R473.73

中国版本图书馆 CIP 数据核字 (2017) 第 158543 号

责任编辑：李　玫 / 责任校对：杨　然
责任印制：肖　兴 / 封面设计：吴朝洪

科 学 出 版 社 出版
北京东黄城根北街 16 号
邮政编码：100717
http://www.sciencep.com

三河市俊杰印刷有限公司 印刷
科学出版社发行　各地新华书店经销
*

2017 年 7 月第　一　版　开本：720×1000　1/16
2017 年 7 月第一次印刷　印张：8 1/4
字数：145 000

定价：30.00 元
（如有印装质量问题，我社负责调换）

《肺部肿瘤细化护理》
编写人员

主　编　李　丹　申　戈　吴世凯
副主编　吴　琼　姜　铮　宋世平　翟红岩
编　者　（以姓氏笔画为序）
　　　　于　丹　马慧珍　王　岩　王家彦
　　　　王燕青　白丽晓　朱博宇　任丽媛
　　　　向军琳　孙　冰　李　阳　杨　帆
　　　　杨亚婷　郑文静　孟祥颖　秦艳红
　　　　秦海峰　夏春芳　高　乐　郭营瑾
　　　　曹艳艳　盖绿华　蒋　静　鲁　鑫

肿瘤护理是一门多学科的综合学科,肿瘤护理专业与生理学、病理学、护理学、心理学及基础医学等息息相关。如何提高患者的生活质量?如何帮助患者树立战胜疾病的信心?如何开展肿瘤患者的延续性护理?解放军第三〇七医院的护理人员们带着思考、怀着渴望,在临床护理工作中不断地学习,不停地探索、实践。

肿瘤的细化护理并非是全新的理论,而是在优质护理服务和整体护理基础上的扩展和延续。细化护理不仅要突出细节更要注重精细,更多的人文关怀要体现在护理细节中,是精细化护理管理的实践环节的延伸,是通过系统化和细化,坚持规范化、标准化、精细化和数据化的原则,使患者身心护理的各个环节得以精确、高效、协同和持续地运行。

南丁格尔是这样评价护理工作的:护士必须要有同情心和一双愿意工作的手。因此,肿瘤患者的细化护理并不是如何艰难和深奥的问题,而是如何俯下身来、埋下头去,从基础学起,从起点抓起。肿瘤患者的细化护理在解放军第三〇七医院护理工作中的应用,使护理工作责任更加具体化,目标更加明确,突出了护理工作的重点,护理缺陷降到最低,护理质量明显提高,也得到了患者的一致好评,这些宝贵的经验值得推广应用。

本书结合国内外最新资料和作者们丰富的临床护理经验,编排合理有序、阐述重点突出、内容丰富翔实,做法可行有效,对肿瘤患者及其他患者的护理具有较强的启迪作用和参考价值,若能让这些宝贵的经验在业内同行当中有效地推行开来,一定是非常有意义的。

解放军第三〇七医院院长

2017 年 6 月 12 日

前言

Forword

　　随着我国社会经济的快速发展，居民生活水平、饮食营养、环境状况等发生了一系列的变化，尤其是人口城市化、老龄化和生活方式的改变等诸多因素，居民健康行为和疾病模式也发生了改变。除心血管疾病之外，恶性肿瘤已经成为威胁人们健康的另一大杀手，更为忧心的是，癌症发病的年轻化趋势越来越明显。

　　虽然我们在基础、转化和临床方面的研究，以及公共教育、医疗保健等方面付出了很多努力，但是恶性肿瘤仍是世界范围内疾病的首要死亡原因。因此，更好地总结治疗和护理恶性肿瘤患者方面的临床经验，将对肿瘤的护理、提高肿瘤预防、治疗的认知有着深远的积极影响。

　　随着医学模式的改变，对肿瘤患者的护理已不仅仅局限于对身体状况的护理，而是扩展到心理护理及帮助肿瘤患者重新适应社会等方面。这就要求临床护理人员不但要掌握有关的医学知识，还要学习心理学、社会医学、营养学等方面的知识，以便解决由肿瘤及其治疗引发的一系列问题，体现综合护理的优越性，提高患者生存质量。

　　《肿瘤细化护理丛书》共5册，为《肺部肿瘤细化护理》《乳腺肿瘤细化护理》《消化道肿瘤细化护理》《妇科肿瘤细化护理》《肿瘤微创治疗细化护理》，以问答的形式简明扼要地阐述了肿瘤的基础知识、肿瘤外科治疗、化疗、放疗、靶向治疗、微创、热疗、疼痛等方面的护理内容，使临床护士能更好地掌握患者病情变化及出现的并发症的护理方法，提高护理质量。

解放军第三〇七医院护理部

2017 年 3 月

目 录
Contents

v

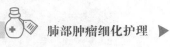

第五章　肺癌的靶向治疗

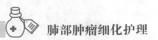

第九章　癌痛的护理

第一章

肺部肿瘤的基础知识

 呼吸系统由哪几部分组成?

呼吸系统由呼吸道和肺两部分组成。呼吸道包括鼻、咽、喉、气管、支气管。临床上将鼻、咽、喉称上呼吸道,气管和支气管称下呼吸道。

 呼吸系统异常有哪些临床表现?

1. 发热　致热源作用于体温调节中枢,因体温调节中枢发生障碍等原因,使产热增加而散热减少,导致体温超过正常范围。

2. 气促　是呼吸急促,也就是安静状态下的呼吸频率增快,伴有或不伴有呼吸深度的变浅,并出现呼吸困难的一种表现。成人在安静状态下正常的呼吸频率为 12~20 次 / 分。

3. 咳嗽　喉部或气管的黏膜受刺激时迅速吸气,随即强烈地呼气,声带振动发生,这种现象叫咳嗽,是一种保护性呼吸反射动作。

4. 吞咽困难　食物从口腔至胃、贲门运送过程中受阻而产生咽部、胸骨后或食管部位的梗阻停滞的感觉。

5. 呼吸衰竭　由各种原因引起的肺通气和(或)换气功能严重障碍,以致不能进行有效的气体交换,导致缺氧伴(或不伴)二氧化碳潴留,从而引起一系列生理功能和代谢紊乱的临床综合征。

(1) Ⅰ型呼吸衰竭:指标为氧分压 < 60mmHg,二氧化碳分压正常。

(2) Ⅱ型呼吸衰竭:指标为氧分压 < 60mmHg,二氧化碳分压 > 50mmHg。

 肿瘤和癌症有何区别?

肿瘤是机体在多种致瘤因素作用下,局部组织细胞异常增生而形成的新生物，常表现为局部肿块。肿瘤一般分为良性肿瘤和恶性肿瘤。良性肿瘤常呈膨胀性生长，有完整包膜或与周围组织边界清楚，细胞形态接近正常组织细胞，不发生转移、浸润和复发，手术易切除。恶性肿瘤则反之，恶性肿瘤是人们常说的癌症。癌症是一种无限制的向外周扩散、浸润的疾病，其异常细胞失控生长，并由原发部位向其他部位扩散。这种播散无法控制，最终侵犯重要器官，引起衰竭、死亡。

 肿瘤的治疗方法有哪些?

1. 手术治疗。
2. 放疗。
3. 化疗。
4. 生物治疗。
5. 热疗。
6. 靶向治疗。

 肿瘤患者有哪些心理变化?

肿瘤患者由于各自的文化程度、病情性质及心理特点不同，患病后会产生不同的心理反应。

1. 否认期　刚确诊时患者由于巨大的打击表现出不相信诊断结果，会到多家医院检查确诊，这是患者自身应激的保护性心理反应。

2. 愤怒期　当患者必须面对诊断结果时表现出强烈的烦躁、愤怒、不满情绪，容易出现过激行为，此时家人一定要陪伴在患者身边。

3. 幻想期　此时患者求生欲望强烈，希望奇迹出现，家人一定要给予鼓励，帮助他们顺利度过后续治疗。

4. 绝望期　当各种治疗方法均不能取得良好效果时、或出现难以忍受的疼痛时都会出现失去信心，听不进医护人员和家人、朋友劝慰的情形，此时应多给予抚慰，允许发泄并让患者最亲密的人陪伴在身边。

5. 接受期　患者已能接受现实，承认了患者角色，情绪平稳，能配合治疗。

肿瘤患者如何进行心理护理？

1. 创造安静舒适的休养环境，了解患者饮食、睡眠及心理需求，解答患者疑问。

2. 进行肿瘤知识宣教（保护性医疗除外），加强与患者家属的沟通，帮助患者树立信心。

3. 倾听患者的主诉，尽量满足患者的需求，及时缓解患者的不适症状，增加患者的自尊、自信，激发患者的生存意识，以最佳状态积极配合治疗。

 什么是霍纳综合征（Horner 综合征）？

Horner 综合征是以患侧眼球内陷、瞳孔缩小、上睑下垂、血管扩张及面颈部无汗为特征的一组交感神经麻痹症候群。

 肺癌有哪些典型症状？

1. 咳嗽 多为刺激性干咳，无痰或少量白色黏稠痰。

2. 咯血 多为血丝痰或痰中带血。

3. 胸痛 肺癌如累及壁胸膜或直接侵犯胸壁时可以引起该部位持续性疼痛。

4. 发热 肺癌发热多为持续性低热，迁延反复。

5. 胸闷气短 肿瘤在气管内生长直接引起气管狭窄或压迫主支气管，肿瘤转移至胸膜，产生大量胸腔积液时也会造成胸闷气短。

 如何进行物理降温？

物理降温是通过物理吸热或散热的方法，使物体的温度降低。具体可通过冰敷（吸热）、乙醇或温水擦拭（蒸发散热），快速降温，保护大脑。

1. 评估患者病情、意识、皮肤情况、配合程度、有无乙醇过敏史。

2. 告知患者物理降温的目的及注意事项。

3. 嘱患者在高热期间摄入足够的水分。

4. 实施物理降温时应观察局部血液循环和体温变化。重点观察患者皮肤情况，如发生局部皮肤苍白、青紫或者有麻木感时应立即停止降温，防止冻疮发生。

5. 物理降温时应当避开枕后、耳郭、心前区、腹部、阴囊及足底部位。

6. 半小时后复测体温，并及时记录体温和病情变化。

 痰不易咳出怎么办?

1. 协助患者取侧卧位或坐位，给予正确叩背，方法是手指关节微屈呈杯状，后背由下至上、由外至内叩击，力度适宜，使痰液松动，有利于痰液咳出。

2. 遵医嘱给予祛痰药物或雾化吸入。

3. 必要时使用负压吸引器经鼻腔或口腔吸痰。

 肺癌脑转移患者有哪些注意事项?

1. 脑转移患者病情变化快、急，故要加强病情观察。密切观察患者瞳孔大小的变化，有无肢体功能障碍、性格改变、头痛、呕吐、视物模糊等颅内压增高情况，若出现烦躁不安、躁动抽搐、意识模糊、嗜睡昏迷等症状，应立即给予处理。

2. 出现意识障碍及颅内压增高等症状时遵医嘱及时给予降低颅内压处理，如静脉快速输入甘露醇以达到脱水降颅压的作用。高热及时给予乙醇擦浴、冰袋、冰帽物理降温，并补充输液量防止降温后虚脱。退热出汗后更换潮湿的衣被，保持床单位清洁干燥。出现癫痫发作时遵医嘱给予肌内注射地西泮（安定）或苯妥英钠等药物治疗。出现呼吸困难或深大呼吸时给予吸氧、监测血气指标，并备好吸痰和气管插管用具，准备随时投入抢救。

（1）家属应24h陪伴，患者尽量卧床休息，立起床档，起床如厕时要慢起慢坐。有躁动的患者给予约束带约束肢体活动，防止磕伤及坠床。床头备开口器、压舌板及舌钳，防止患者发生舌咬伤、窒息。

（2）活动障碍者定时翻身，必要时给予气垫床等保护措施，减轻患者局部皮肤受压。

（3）保持输液管道通畅，胶布固定好，防止管道受压、打折及脱出。

 肺癌骨转移患者有哪些注意事项?

1. 骨转移患者多数会发生中度或重度疼痛。患者应主动描述自己的疼痛感受，学会自我疼痛评估，及时将疼痛信息反馈给医护人员，遵医嘱按时服用镇痛药物。

2. 观察服用镇痛药物的不良反应，有无恶心、食欲缺乏、呕吐、便秘、排尿困难、乏力、嗜睡等情况。出现消化道等症状时进食高营养易消化饮食，禁食辛辣刺激及荤腥油腻等饮食，多食蔬菜水果等高维生素饮食。适当补充香蕉、蜂蜜、芹菜等食物，多饮水防止便秘。出现排尿困难时可用热敷、听流水声等方法刺激排尿，必要时给予导尿。出现乏力、嗜睡时应卧床休息并做好安全防范措施。

3. 卧位舒适，活动障碍者应定时翻身，必要时给予气垫床减轻患者局部皮肤受压。有病理性骨折危险的患者避免骨折处的移动。脊柱转移的患者，翻身时应轴向翻身，禁止牵拉和弯曲。

4. 加强陪伴，及时了解、满足患者的需求。患者因疼痛出现不良情绪时，可用交谈、听音乐、看书等方法转移注意力，并及时给予镇痛处理。

什么是纤维支气管镜检查?

1. 纤维支气管镜是一种导光器械，能将图像从一端传至另一端，具有镜体细、可弯曲、视野范围大、可直接看清气管的第三甚至第四级分支，并且可以直接吸痰、钳夹咬取组织做病理检查或用毛刷刷出细胞行细胞学检查等优点。操作方便，患者痛苦小，为目前早期诊断肺癌的重要手段之一。

2. 纤维支气管镜检查前需要做心电图、肝肾功能、CT、出凝血五项、乙肝、丙肝、艾滋病、梅毒等检查。

3. 纤维支气管镜检查后注意事项

（1）术后平卧休息，少说话，2h 内禁食水，2h 后可酌情进流质或半流质饮食。

（2）保持口腔内清洁，感觉有痰或气道分泌物时将头偏向一侧轻轻咳出。

（3）及时监测体温变化，做好保暖，预防感冒。

（4）出现胸闷、憋气时立即报告医护人员，必要时给予吸氧。

4. 纤维支气管镜检查后可能出现的症状

（1）咯血：是最常见的并发症，一般在术后 1~2d 出现咳血丝痰。术后嘱患者勿用力咳嗽，一般不需要特殊处理，能自愈。必要时遵医嘱给予垂体后叶素或其他止血类药物。

（2）呼吸困难、皮下气肿、纵隔气肿或气胸：严密观察病情变化，应备胸腔抽吸用物及水封瓶、气管切开包、氧气等急救物品。

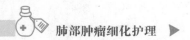

（3）咽喉不适、疼痛、声音嘶哑：可能与术前麻醉不好、术中机械损伤及患者配合欠佳、术后麻药作用尚未消失有关。2d后症状可消失，必要时可遵医嘱予以雾化吸入。

（4）术后发热：鼓励患者多饮水或物理降温，术后常规应用抗生素，1周左右可恢复正常。

（5）气管、支气管痉挛：指导患者进食流食或半流食，少食多餐。避免辛辣刺激生冷的食物。必要时报告医护人员，遵医嘱给予解痉平喘等药物治疗。

什么是淋巴结活检？

1. 淋巴结活检是指因诊断、治疗的需要从患者肿大的淋巴结切取、钳取或穿刺等取出病变组织，进行病理学检查的技术。

2. 淋巴结活检前需要做心电图、血常规、出凝血五项、乙肝五项检查。

3. 淋巴结活检后可能出现的症状

（1）穿刺部位出血或血肿：用无菌敷料加压包扎，必要时术后给予冰袋冷敷2h，遵医嘱及时给予止血类药物止血。

（2）皮下积液或积血：量少时可用空针抽吸后用厚、软的敷料包扎。

（3）伤口感染：立即拆除部分或全部缝线进行伤口的清理和换药，充分清除伤口内异物和坏死组织，排除脓液，防止炎症扩散，使肉芽组织顺利生长，定期换药，遵医嘱给予抗生素等药物治疗，以免感染加重引发败血症。

（4）呼吸困难：出现呼吸困难时应根据发生的原因及时、适当处理，必要时给予心电监护，行气管切开术。

什么是 CT 引导下肺穿刺？

1. 做CT扫描以确定病灶最佳的穿刺点、进针深度和角度，而后进行穿刺活检。常规CT下不能直接观察进针状况，必须在确定进针点后估算进针深度及进针方向，进针后再次扫描确认后方可行穿刺活检。

2. CT引导下肺穿刺检查前需要做血常规、出凝血五项、心电图检查。

3. CT引导下肺穿刺检查后可能出现的症状

（1）气胸：是最常见的并发症，一般发生在术后1h内，大多是少量气胸，无须处理可自行吸收，患者应卧床休息、少活动，观察穿刺局部有无皮下气肿及血肿。

（2）肺出血：一般1～3d可自行吸收，少数患者有痰中带血，可适当给予止血药，安静休息，避免胸部剧烈运动和咳嗽。

（3）大咯血：较为少见，一般与患者凝血功能差、穿刺部位是较大血管与支气管相通有关。因此术后应观察患者有无活动性出血情况，一旦发生大咯血立即通知医护人员并采取急救措施。

 ## 什么是X线？

1. X线又称为爱克斯射线、伦琴射线，是一种波长范围在0.01～10nm的电磁辐射形式。X线检查技术是最早应用于临床进行影像诊断的检查手段。

2. X线检查前患者需去除外衣、身上的金属饰物，女性摘去胸罩。

 ## 什么是CT？

1. CT是电子计算机X射线断层扫描技术的简称，是病情探测仪器。CT能对人体各部进行检查，发现病情，具有较高的分辨率和灵敏度。

2. CT检查前的准备

（1）进行CT检查前要去除身上的金属饰物，防止干扰。

（2）检查前4h应禁食。

（3）做增强CT检查者应提前做碘过敏试验，检查后观察15～20min，防止迟发型过敏反应。

（4）对神志不清及躁动不安的患者，应酌情给予镇静药并要求家属陪同。

 ## 什么是磁共振成像？

1. 磁共振成像是一种生物磁自旋成像技术，是利用原子核自旋运动的特点，在外加磁场内经射频脉冲激后产生信号，用探测器检测并输入计算机，经过处理转换在屏幕上显示图像。

2. 检查前将义齿、义眼、电子耳、金属节育环等有金属成分的物品取下后方能做检查；身体内有磁铁类物质，如心脏起搏器、人工瓣膜等均不能做检查；检查前要禁食水2h（腹部磁共振除外），脱掉衣物、摘掉身上所有的首饰、佩件，换上检查专用衣服。

什么是超声检查?

1. 利用人体对超声波的反射进行观察。用弱超声波照射到身体上，将组织的反射波进行图像化处理。

2. 超声检查前患者需要做的准备

（1）腹部超声检查前若患者出现胀气或便秘，可在检查前日给予缓泻药口服。

（2）盆腔超声检查前患者要憋尿，保持膀胱充盈。

 什么是病理学检查?

病理学检查是用以检查机体器官、组织或细胞中病理改变的病理形态学方法。可采用某种病理形态学检查的方法，探讨病变发生的原因、发病机制、病变的发生发展过程，最后做出病理诊断。

 什么是肿瘤生物治疗?

1. 肿瘤生物治疗是一种新兴的、具有显著疗效的肿瘤治疗模式，是一种自身免疫抗癌的新型治疗方法。它是运用生物技术和生物制剂对从患者体内采集的免疫细胞进行体外培养和扩增后回输到患者体内来激发、增强机体自身免疫功能，从而达到治疗肿瘤的目的。肿瘤生物治疗是继手术、放疗和化疗之后的第四大肿瘤治疗技术。

2. 肿瘤生物治疗的主要范围

（1）细胞因子疗法。

（2）体细胞治疗。

（3）单克隆抗体与分子靶向治疗。

（4）生物免疫调节药疗法。

（5）基因治疗。

（6）肿瘤疫苗。

 肺癌的治疗方法有哪些?

1. 手术治疗　肺癌一经确诊应尽早行肺癌切除术。手术切除范围包括患肺、肺周围的正常组织、纵隔淋巴结。手术入路取决于肿瘤分期和肿瘤部位等。近年开展了胸腔镜单操作孔肺叶切除术，此方法具有创伤小、出血少、术后恢复快等优点，已成为肺癌切除术的首选方法。

2. 放射治疗　利用放射线对细胞的杀伤作用可达到消除恶性肿瘤的目的。放射治疗可分为术前、术中、术后和单纯放射治疗。术前放射治疗可使瘤体缩小以提高手术切除率。术中放射治疗的目的为一次性大剂量直接致死瘤床周围的亚临床病灶，以提高治愈率。术后放射治疗为清扫病灶，以确保手术效果，防止过早复发或转移。单纯放射治疗是为失去手术机会的晚期肺癌患者延缓肿瘤发展、扩散及减轻疼痛等症状。

3. 化学治疗　应用化学药物对不同类型的癌细胞产生的杀伤作用，使之达到治疗的目的。小细胞肺癌应用化疗效果最好，鳞癌次之，腺癌效果最差。

4. 中医药治疗　可通过改善肺癌患者症状，改善机体免疫功能，减轻化学治疗、放射治疗的毒性及不良反应。

 肺癌患者饮食应注意什么?

肺癌患者平时应忌食生湿酿痰的荤腥滑腻食品，以及伤元耗气的辛辣刺激食物，宜多吃杏仁、海蜇、藕、百合、梨、白木耳、香菇等凉血止血、化痰、养阴润肺的食品。

<< 第二章

肺癌的外科治疗

 ## 什么是肺癌?

　　肺癌起源于支气管黏膜或腺体的上皮细胞,也称支气管肺癌。肺癌是全世界目前最常见的肿瘤,也是增长率最快的恶性肿瘤,其发生率为全身恶性肿瘤总数的15%,它可以直接侵袭周围组织,也可以经血液、淋巴的外扩散和纵隔转移。

　　肺癌最常见的转移为淋巴转移,其次为血行转移。血行转移中骨转移最常见,其次为脑转移、肝转移及肾上腺转移,其中脑转移最严重。

 ## 肺癌有哪些分类?

　　1. 以发生部位分型

　　(1)中央型:肿瘤发生在段以上的支气管,亦即发生在叶支气管及段支气管。

　　(2)周围型:肿瘤发生在段以下的支气管。

　　(3)弥漫型:肿瘤发生在细支气管或肺泡,弥漫分布于两肺。

　　2. 以肉眼形态分型

　　(1)管内型:肿瘤限于较大的支气管腔内,呈息肉状或菜花状向管腔内突起,少数有蒂。也可沿管壁蔓延,呈管套状,多数无管壁外浸润。

　　(2)管壁浸润型:肿瘤侵犯较大的支气管管壁,管壁黏膜皱襞消失,表面呈颗粒状或肉芽样。管壁增厚,管腔狭窄,并常向管壁外肺组织内浸润。肿块的切面可见支气管壁结构仍存在。

　　(3)结节型:肿块呈圆形或类圆形,直径 < 5cm,与周围组织分界清楚时,肿块边缘常呈小分叶状。

　　(4)块状型:肿块形状不规则,直径 > 5cm,边缘呈大分叶状,与周围肺组织分界不清。

（5）弥漫浸润型：肿瘤不形成局限的肿块而呈弥漫浸润，累及肺叶或肺段的大部分。

3. 以组织病理分型

（1）鳞癌：男性多见，多起源于较大的支气管，常为中央型肺癌。生长速度缓慢，病程长。首先经淋巴转移，血行转移较晚。对放射治疗、化学治疗敏感。

（2）腺癌：女性多见，多起源于较小的支气管，为周围型肺癌。生长速度缓慢，早期一般无明显临床表现。早期即可经血行转移，淋巴转移较晚。对放射治疗、化学治疗最不敏感。

（3）小细胞癌：男性多见，发病年龄轻，多起源于较大的支气管，常为中央型肺癌。生长快，恶性程度高。较早出现淋巴、血行广泛转移。对放射治疗、化学治疗敏感，在各类肺癌中预后最差。

（4）大细胞肺癌：少见，多为中央型。生长快，分化程度低。血行转移早。对放射治疗、化学治疗较敏感，预后差。

 肺癌的致病因素有哪些？

肺癌的病因至今尚不完全明确，大量医学资料表明其高危因素包括以下几个方面。

1. 吸烟　是肺癌最主要的致病因素。

2. 职业与环境因素　铝制品的副产品、砷、铬、镍、铜、锡、铁、煤、焦油、沥青、石油、石棉、芥子气等物质均可诱发肺癌。

3. 肺部慢性疾病　如肺结核、硅沉着病、尘肺等，肺支气管慢性炎症及肺纤维瘢痕病变在愈合过程中会引起鳞状上皮化生或增生，在此基础上部分病例可发展成为癌肿。

4. 人体内在因素　如家族遗传及免疫功能降低、代谢活动内分泌功能失调等。

5. 放射　长期接触铀、镭等放射性物质。

6. 大气污染　呼吸过程中 PM2.5 被直接吸入肺部，诱发呼吸系统疾病。长期暴露于雾霾天气中可导致有害物质中毒和肺癌的高发。

 肺癌的分布有何特点？

右肺多于左肺，下叶多于上叶。从主支气管到细支气管均可发生癌肿，起源于主支气管、肺叶支气管的肺癌称为中央型肺癌。起源于肺段支气管远侧的肺癌，位于肺的周围称为周围型肺癌。癌肿在成长过程中一方面沿支气管壁延伸扩展，并穿越支气管壁侵入邻近肺组织形成肿块，同时突入支气管内造成管腔狭窄或阻塞。癌肿进一步发展播散则可从肺直接蔓延侵入胸壁、纵隔、心脏、大血管等邻近器官组织，经淋巴道、血道转移到身体其他部位或经呼吸道播散到其他肺叶。癌肿的生长速度和转移扩散途径取决于癌肿的组织学类型、分化程度等生物学特性。

 肺癌如何护理？

1.肺癌早期症状及护理

（1）症状：以下通常为肺癌的首发症状。

①咯血：常表现为痰中带血或少量咯血。

②疼痛：表现为持续性、不规则的胸部钝痛或隐痛。

③胸闷气短：多因肿瘤阻塞气道或并发肺炎、肺不张及胸腔积液而导致。

④体重下降：与肿瘤感染、疼痛、慢性消耗等因素引起患者食欲下降、进食减少有关。

⑤发热：以低热多见，早期为肿瘤引起肺部炎症所致，晚期因继发感染、肿瘤坏死所致。

（2）护理

①咳嗽：多为久治不愈的阵发性咳嗽，不易用药物控制。早期为干咳，病情发展可有咳痰。护理上要观察患者咳嗽、咳痰的情况，尤其是痰液颜色、性状。痰液黏稠不易咳出时给予叩背排痰及雾化吸入。咳嗽较严重时遵医嘱给予止咳药物，如给予止咳糖浆时注意服药后暂时不能进食进水，以免降低药物疗效。

②咳痰或咯血：间断性反复少量血痰，色泽较鲜，偶见大咯血。指导患者不要用力咳嗽，对于出血量过多的患者记录咯血量，并备好吸痰设备，防止大咯血时误吸。

③疼痛：常表现为间歇性隐痛或闷痛。晚期侵犯胸膜时疼痛加剧，给予三阶梯镇痛，并观察镇痛的效果及毒副作用。

④发热：早期即可出现持续不退的低热，可鼓励患者适当多饮水，促进毒素排泄。

⑤气急：癌肿阻塞或压迫较大支气管可出现胸闷、气急甚至窒息。嘱患者卧床休息，给予吸氧，必要时给予平喘、激素类药物缓解症状。

⑥肺外症状：小细胞癌分泌激素样物质可引起一系列肺外症状，如杵状指、指端肥大、多发性神经炎、关节痛、神经精神改变、男性乳腺发育等。可对患

者进行肺外健康宣教，减轻患者疑虑。

2. 肺癌晚期症状及护理

（1）症状

①胸痛：大多数已发生胸内区域性播散的肺癌患者均有胸痛的症状。

②呼吸困难、气促：肿瘤压迫大气道或产生大量胸腔积液时出现呼吸困难。

③面、颈部水肿：若肿瘤侵及纵隔右侧压迫上腔静脉，上腔静脉回流受阻，引起面颈部及上肢前胸淤血和静脉曲张。

④声音嘶哑：肿瘤直接侵犯喉返神经或转移至纵隔淋巴结从而压迫喉返神经，可致声音嘶哑。

⑤吞咽困难：纵隔淋巴结肿大压迫食管所致。

⑥消瘦：是晚期恶性肿瘤最常见的症状之一。晚期患者由于肿瘤毒素及消耗，合并感染、疼痛等所致的食欲下降可引起消瘦或恶病质。

⑦膈面的肿瘤可侵犯膈神经：引起同侧膈肌麻痹，在透视下显示膈肌位置升高或反常呼吸。

⑧肺癌远处转移引起的症状：如骨转移性疼痛，脑转移引起头痛、眩晕、一侧肢体无力等。

⑨肺外体征：常见有四肢关节疼痛或肥大、杵状指，多发性神经炎、重症肌无力、库欣病、男性乳房增生肥大、高钙血症、精神异常等。

⑩癌肿侵犯、压迫臂丛神经、颈交感神经节、锁骨下动静脉时可产生一系列特有症状：如同侧上肢发麻、疼痛，逐渐加剧难以忍受；皮肤和肌肉呈萎缩性改变，上肢静脉怒张及水肿；同侧上睑下垂、瞳孔缩小、眼球内陷、面部无汗等颈交感神经综合征。

（2）护理：病程发展，肿瘤直接侵犯至胸膜、纵隔、心包、血管、气管、食管，以及转移至骨、脑、肝等出现一系列症状和体征，如胸腔积液、声带麻痹、心包积液、肝大、黄疸、情绪改变、呕吐以致昏迷。右上纵隔淋巴结转移可引起头、面、颈、上胸部水肿，颈静脉怒张。到了晚期呈恶病质，极度消瘦、衰弱、精神不振等。此时，要针对不同的转移情况有针对性地给予护理。如出现脑转移时要密切观察患者瞳孔、生命体征及有无意识改变等情况，出现异常及时给予处置，并落实安全防范措施，以防坠床、摔伤等意外的发生。

 肺癌远处器官转移的表现有哪些？

肺癌最常见的转移部位是脑、骨、肝和肾上腺。

1. 早期脑转移可能没有任何症状，随着脑内转移肿瘤的增大，患者会出现颅内压力升高的表现，如出现头痛、恶心、呕吐等。如果转移瘤压迫、破坏颅内神经系统则会引起眩晕、视物不清、一侧肢体无力等表现。

2. 出现固定部位的骨痛，并且化验检查发现血浆碱性磷酸酶或血钙水平升高时，可能已经出现肺癌骨转移。

3. 如患者出现厌食、右上腹痛、肝大、黄疸（皮肤和巩膜黄染）和腹水等，合并肝功能异常，应考虑肺癌肝转移的可能。

4. 肾上腺转移的患者可能会出现高血压等表现，也可能没有任何症状。

5. 皮下触及结节则提示肺癌皮下转移。

6. 肺癌还可以转移到体表淋巴结，最常见的是双侧锁骨上淋巴结及颈部淋巴结转移，多在无意中被发现。

 如何诊断肺癌？

原发性肺癌的诊断依据包括：症状、体征、影像学表现及痰癌细胞检查。

1.X 线检查　可了解肿瘤的部位和大小，肿瘤大于 1cm 便可在 X 线片上发现。

2.CT　可确定肿瘤的部位、大小，肿瘤与周围组织的关系，肿大淋巴结及是否有转移，是肺癌诊断与分期的重要依据。

3. 支气管镜检查　可直接观察支气管内膜及管腔的病变情况。亦可采取肿瘤组织供病理检查，或吸取支气管分泌物做细胞学检查，以明确诊断和判定组织学类型。

4. 细胞学检查　用于早期诊断，连续收集 3d 清晨第一口痰具有诊断价值，原发性肺癌患者多数在痰液中可找到脱落的癌细胞。中央型肺癌痰检阳性率可达 70% ~ 90%，周围型肺癌痰检的阳性率约 50%。

5.B 超或 CT 引导经皮肺穿刺活检　准确性高达 96%。

6. 肺功能、心脏检查　用来评估患者是否能承受开胸手术。

7. 剖胸探查术　经多种检查和短期诊断性治疗仍未能明确病变性质，肺癌的可能性又不能除外者应做剖胸探查术，可避免延误病情，错失早期治疗的机会。

8.ECT 检查　ECT 骨显像可以较早地发现骨转移灶。

9. 纵隔镜检查　主要用于伴有纵隔淋巴结转移，不适合于外科手术治疗，而其他方法又不能获得病理诊断的患者。可取得淋巴结组织送病理学检查。

10. 生化指标　肿瘤标志物是肿瘤细胞分泌的一些特有的化学类物质。在人体正常时不存在，只有当细胞发生癌变时才会出现。

11.病理学检查 是确诊的方法。

 痰脱落细胞学检查的优劣有哪些?

痰液中查到脱落的癌细胞是肺癌确诊的重要手段之一,该方法简单易行,对患者无损害。痰液检查的阳性率一般为 60%~80%。要注意痰标本采集的质量,应进行多次痰标本的检查,可提高灵敏度。

 如何正确留取痰标本?

留取清晨从肺部咳出的新鲜痰液。咳痰前用清水漱口,减少口腔内脱落的上皮细胞。从呼吸道深部咳出新鲜痰液置于痰盒内,每天送检一次,连续送检3d。

 如何鉴别肺癌?

1.肺癌与肺结核 肺结核应与周围型肺癌相鉴别。

(1)肺结核多见于青年患者,病程较长,少见痰中带血,痰中可发现结核杆菌。影像学上多呈圆形,见于上叶尖或后段,体积较小,直径不超过 5cm,边界光滑,密度不匀可见钙化。结核球周围常有散在的结核病灶称为卫星灶。

(2)周围型肺癌多见于 40 岁以上患者,痰中带血多见,痰中癌细胞阳性者达40% ~ 50%。X线胸片肿瘤常呈分叶状,边缘不整齐,有小毛刺影及胸膜皱缩,生长较快。

2.肺癌与肺部感染 肺部感染有时难以与肺癌阻塞支气管引起的阻塞性肺炎相鉴别。如肺炎多次发作在同一部位,则应提高警惕,应高度怀疑有肿瘤堵塞所致,应留取患者痰液做细胞学检查和进行纤维光导支气管镜检查,在有些病例中,肺部炎症部分吸收,剩余炎症被纤维组织包裹形成结节或炎性假瘤时很难与周围型肺癌鉴别,对可疑病例应施行剖胸探查术。

3.肺癌与肺部良性肿瘤 肺部良性肿瘤如错构瘤、软骨瘤、纤维瘤等都较少见,须与周围型肺癌相鉴别。良性肿瘤病程较长,临床上大多无症状,X线摄片上常呈圆形块影,边缘整齐,没有毛刺,也不呈分叶状。

4.肺癌与纵隔恶性淋巴瘤(淋巴肉瘤及霍奇金病) 临床上常有咳嗽、发热等症状,影像学显示纵隔影增宽,且呈分叶状,有时难以与中央型肺癌相鉴别。

如果有锁骨上或腋窝下淋巴结肿大，应做活检明确诊断。淋巴肉瘤对放射治疗特别敏感，对可疑病例可试用小剂量放射治疗可使肿块明显缩小。这种试验性治疗有助于淋巴肉瘤诊断。

 肺癌有哪些并发症?

　　1. 呼吸道并发症　如痰液潴留、肺不张、肺炎、呼吸功能不全等。尤以年老体弱者、原有慢性支气管炎、肺气肿者发生率较高。因手术后伤口疼痛患者不能有效咳嗽，痰液积留造成气道阻塞、肺不张、呼吸功能不全。预防在于患者能充分了解和合作，积极做好手术前准备工作，手术后鼓励督促其做深呼吸、用力咳嗽以有效地排痰，必要时可行鼻导管吸痰或支气管镜吸痰。并发肺炎者应积极抗感染治疗，出现呼吸衰竭时，常需机械辅助呼吸。

　　2. 手术后血胸、脓胸及支气管胸膜瘘　发生率很低。术后血胸是严重的并发症，术后每小时引流量 > 200ml，持续 3h，提示活动性出血可能，须紧急救治，必要时应及时再次剖胸止血。肺部手术时，支气管或肺内分泌物污染胸腔而致脓胸。除选择有效抗生素治疗外，及时彻底的胸腔穿刺抽脓极为重要。效果欠佳者可考虑胸腔闭式引流。肺切除术后支气管残端癌存留，低蛋白血症及手术操作不当可致手术后支气管残端愈合不良或形成瘘管。常规手术后 1～2 周，一旦确诊行胸腔冲洗引流。

　　3. 心血管系统并发症　年老体弱、手术中纵隔与肺门的牵拉刺激、低钾、低氧及大出血常成为诱因。常见的心血管系统并发症有手术后低血压、心律失常、心脏压塞、心力衰竭等。对于老年患者，手术前已有心脏疾病，心功能低下者手术指征应从严掌握。手术者注意操作轻柔。手术后保持呼吸道通畅及充分给氧，密切观察血压、脉搏变化，及时补充血容量。手术后输液速度应缓慢、均衡，防止过快、过量诱发肺水肿。同时做心电监护，一旦发现异常则根据病情及时处理。老年患者常伴有隐性冠心病，手术创伤的多种刺激可促使其急性发作，但在临床医师严密监护和及时处理下是可以转危为安的。

 肺癌手术适应证、禁忌证有哪些?

　　1. 适应证
　　（1）早期无远处转移的患者，包括实质脏器，如脑、肝、骨、肾上腺、淋巴结（胸腔外）等。

（2）近期内无严重心肺功能低下或心绞痛的患者。

（3）无重症肝、肾疾病及糖尿病的患者。

（4）癌组织未向邻近组织或器官浸润扩散的患者。

（5）无喉返神经或膈神经麻痹的患者。

2. 禁忌证

（1）小细胞型肺癌Ⅰ期以外的患者，应先考虑放射治疗、化学治疗或中药治疗。

（2）已有广泛转移的Ⅳ期肺癌。

（3）伴有多组融合性纵隔淋巴结转移，尤其是侵袭性纵隔淋巴结转移者。

（4）伴有对侧肺门或纵隔淋巴结转移的Ⅲ b 期肺癌。

（5）伴有严重内脏功能不全，不能耐受外科手术者。

（6）患有出血性疾病，又不能纠正者。

（7）有麻醉禁忌或其他手术禁忌者。

 ## 肺癌的手术治疗方式有哪些?

1. 胸腔镜手术。

2. 局部切除术。

3. 肺叶切除术。

4. 袖状肺叶切除和楔形袖状肺叶切除术。

5. 全肺切除。

6. 隆突切除和重建术。

 ## 肺癌术后应取什么体位?

肺叶切除的患者应取术侧卧位，以免影响健侧肺呼吸；全肺切除者平卧不少于 2 周，以避免纵隔移位引起休克，同时注意抬高头与躯干 30° ～45° ，以利于膈肌下降，避免腹腔脏器上顶妨碍膈肌运动，造成肺下部的压迫，引起患者的不适。

肺癌术后活动性出血的临床表现有哪些?

术后 2~3h 胸腔引流量 > 100ml，呈鲜红色，有血凝块，同时有血压下降、脉搏增快、尿量减少等症状应考虑有活动性出血。

如何预防肺癌术后肺水肿?

应严格掌握输液的量和速度,尤其是全肺切除的患者应控制钠的输入,24h补液量在 2000ml 以内,速度为 20~30 滴 / 分钟。防止前负荷过重,必要时应测量中心静脉压。

 肺癌患者术后如何进行饮食指导?

术后第 1 日可进清淡饮食、半流食,逐渐过渡到普食。鼓励患者多饮水,进食高蛋白、富含维生素、易消化的饮食。同时多饮水可使分泌物稀薄,易于咳出。嘱患者避免进甜食和易胀气的食物(如牛奶),甜食可以使呼吸道分泌物增加。

 什么是肺栓塞、肺梗死?

1. 肺栓塞　是肺动脉分支被栓子堵塞后发生的相应肺组织供血障碍,见于大手术后、久病卧床、妊娠、心功能不全等可导致深静脉血栓脱落进入肺动脉。临床上可有呼吸困难、胸痛、发绀或休克。

2. 肺梗死　是肺栓塞后因血流阻断而引起的肺组织坏死,肺硬死时可有咯血。

 支气管胸膜瘘有哪些临床表现?

胸膜腔脓液经支气管瘘口进入呼吸道,引起频发性咳嗽、咳脓性痰,其程度除了与瘘口的大小和胸膜腔脓液量的多少有关外,体位改变常影响症状的轻重。凡促使脓液经瘘口流入支气管的体位均可使咳嗽及咳脓性痰的症状加重。然而,由于脓液外排使发热等全身性感染症状会相应减轻。主要表现有体温异常、呼吸急促、胸痛、咳嗽加重,咳脓血痰,胸腔引流管持续排除大量气体,伴发热及刺激性咳嗽。

 肺癌术后如何进行训练?

1. 呼吸训练　术后胸部伤口疼痛时先进行腹式呼吸,疼痛减轻后可进行自然的胸式呼吸,待伤口拆线后进行胸部深呼吸,以后逐渐过渡到吹瓶子、气球等有阻力的呼吸运动训练，以使肺部充分扩张，防止肺萎缩及胸膜粘连，恢复肺活量。

根据不同的手术部位，应该采取不同的方式进行局部呼吸功能训练。

（1）为加强肺上部的通气，可以双手叉腰，放松肩胛骨，进行深呼吸练习。

（2）为加强肺下部的通气和膈肌的运动，可做深呼吸，吸气时尽量高举双手，切勿使双手低于头部，呼气时手还原。

（3）为加强一侧肺下部的通气和膈肌的运动，可身体屈向对侧做深呼吸，吸气时尽量高举双手，呼气时还原。

2. 咳嗽训练　术后麻醉刚苏醒的患者即可鼓励咳嗽，咳嗽可以使肺叶扩张，排出残留在腔内的气体，帮助建立胸膜腔负压。有效的咳嗽是通过正常的呼吸调节达到的，因此需要教会患者正确的咳嗽方法。采取利于呼吸道分泌物排出的体位，用手按压术侧胸壁进行深吸气，然后短暂的屏气使气体在肺内得到最大的分布，关闭声门，进一步增强气道中的压力。当肺泡内压力明显增加时，突然将声门打开，通过高速的气流使分泌物移动并排出。注意咳出时紧按胸部，以减少术侧胸部的振动，若胸部有引流管，咳嗽前应注意先夹住引流管。

3. 功能锻炼

（1）上肢活动：术后24h可进行患侧上肢运动，上肢上举跨过头部，直至手摸至对侧耳廓。防止患侧因瘢痕收缩而影响上肢的正常活动。同时防止患者害怕疼痛或引流管的脱落而导致患侧失用性障碍。

（2）全身活动：患者术后完全清醒后，即可进行床上活动。术后第二天在体力允许的情况下，护士应陪同患者进行床边活动，术后早期下床活动，可有效减少肺栓塞的发生率。此外，在患者早期下床活动时合理放置闭式引流瓶的位置，一般放置低位，距离置管处60cm以上，以保证有效引流且不出现引流液倒流情况。

💊 如何预防肺癌？

肺癌的预防可分为三级预防，一级预防是病因干预；二级预防是肺癌的筛查和早期诊断，达到肺癌的早诊早治；三级预防为康复预防。

1. 一级预防

（1）禁止和控制吸烟。

（2）保护环境、减少大气污染。

（3）减少职业致癌物的暴露。

（4）科学饮食。

2. 二级预防　包括早发现、早诊断和早治疗。尽可能筛查高危人群，早期发现，及时采取措施，防止进一步发展。定期 X 线检查（普通 X 线拍片、胸透 CT）、痰脱落细胞学检查、纤维支气管镜检查等手段。发现可疑情况再做进一步检查。

3. 三级预防　在疾病的临床期为了减少疾病的危害而采取的措施，主要包括对症治疗和康复治疗，目的是为了防止伤残和促进功能恢复，提高生存质量，延长寿命，降低病死率。对确诊的肺癌患者给予及时、最合理的综合有效的治疗，提高疗效，减少并发症，有效防止癌症的复发和转移。注重康复、姑息和镇痛治疗，进行生理、心理、营养和锻炼指导，尽量提高患者的生存率和生存质量。

 全肺切除术后的护理要点有哪些?

术后取 1/4 患侧卧位，根据医嘱间断开放胸管，检查气管有无移位，听诊健侧肺呼吸音，定时拍摄床旁胸部 X 线，一般每日输液量 < 1500ml，速度 < 40 滴 / 分钟。

 如何处理气胸?

气胸是指气体进入胸膜腔造成积气状态，称为气胸。临床表现为突发性胸痛，伴有胸闷和呼吸困难，偶有刺激性咳嗽。

（1）卧床休息，取半坐卧位。

（2）感觉憋气明显时及时给予吸氧。

（3）少量可自行吸收，大量气胸时需行胸腔闭式引流处理。

 胸腔闭式引流的护理要点有哪些?

胸腔闭式引流是将引流管一端放入胸腔内，而另一端接入比其位置更低的水封瓶，以便排出气体或收集胸腔内的液体，使得肺组织重新张开而恢复功能。

1. 目的

（1）排出胸腔内液体、气体。

（2）恢复和保持胸膜腔负压。

（3）维持纵隔的正常位置。

（4）促使肺膨胀、防止感染。

2. 适应证　外伤性气胸、自发性气胸、血胸、脓胸、胸腔积液、胸腔手术后引流。

3. 护理要点

（1）保持管道的密闭和无菌：使用前注意引流装置是否密封，胸壁伤口、引流管周围用油纱布包盖严密，更换引流瓶时，必须先双重夹闭引流管，以防空气进入胸膜腔，严格执行无菌操作规程，防止感染。

（2）体位：胸腔闭式引流术后常置患者于半卧位，以利于呼吸和引流。鼓励患者进行有效咳嗽和深呼吸运动，利于积液排出，恢复胸膜腔负压，使肺扩张。

（3）维持引流通畅：水封瓶液面应低于引流管胸腔出口平面60cm。任何情况下引流瓶不应高于患者胸腔，以免引流液逆流入胸膜腔造成感染。定时挤压引流管，每次30～60min，以免管口被血凝块堵塞。

（4）妥善固定：运送患者时双钳夹管，下床活动时，引流瓶位置应低于膝关节，保持密封。

（5）观察记录：观察引流液的量、颜色、性状、水柱波动范围，并准确记录。手术后一般情况下引流开始时为血性，以后颜色为浅红色，不易凝血。若引流量多，颜色为鲜红色或红色，性质较黏稠，易凝血，则疑为胸腔内有活动性出血。每日记录引流量，定时更换引流瓶。

（6）脱管处理：若引流管从胸腔滑脱，立即用手捏闭伤口处皮肤，消毒后用凡士林纱布封闭伤口，协助医生做进一步处理。如引流管连接处脱落或引流瓶损坏，立即双钳夹闭胸壁导管，按无菌操作更换整个装置。

（7）拔管指征：48～72h后引流量明显减少且颜色变淡，24h引流量＜50ml，脓液量＜10ml；X线胸片示肺膨胀良好、无漏气，患者无呼吸困难即可拔管。

（8）拔管后：观察患者有无胸闷、憋气、呼吸困难、切口漏气、渗液、出血、皮下气肿等症状。

 如何预防及护理胸腔闭式引流的并发症?

1. 皮下气肿

（1）引流管粗细适宜，切口大小适当。

（2）局限性皮下气肿者，无须特殊处理可自行吸收。

（3）广泛性皮下气肿者，会出现疼痛、呼吸困难等症状，需即刻通知医生行皮下切开引流，或粗针头穿刺以排出气体减轻症状。

2. 胸腔内感染

（1）胸腔闭式引流瓶位置应低于胸腔60cm。

（2）搬动患者时，切勿将引流瓶高于引流管的胸腔出口水平面；应先用2把血管钳夹闭引流管，再搬动患者，待搬运完毕后，再松开血管钳以防引流瓶倒流入胸膜腔。

（3）更换引流瓶时严格无菌操作，引流管如有脱落或污染应及时更换。引流管一旦脱落。不能将脱落的引流管再次插入，应马上报告医护人员，根据病情决定是否需要再次插管。

（4）在胸腔引流管放置期间，应密切观察患者的体温，一旦出现体温升高、胸痛加剧等症状时立即报告医护人员，并给予处理。

 咯血有哪些护理措施？

1. 咯血的处理

（1）立即取半坐卧位或仰卧位头偏向一侧，避免引起呛咳、误吸。

（2）不要紧张，立即告知医护人员，采取止血措施。

2. 日常护理观察要点

（1）患者的呼吸、血压、脉搏、心率、神志、尿量、皮肤及甲床色泽，及时发现休克。

（2）咯血颜色和量，并记录。

（3）止血药物的作用和副作用。

（4）窒息的先兆症状：咯血停止、发绀、自感胸闷、心慌、大汗淋漓、喉痒，有血腥味及精神高度紧张等情况。

3. 护理措施

（1）宜卧床休息，保持安静，避免不必要的交谈。及时清除血污物品，保持床单位整洁。

（2）向患者做必要的解释，使其放松身心，配合治疗，鼓励患者将血轻轻咳出。

（3）一般静卧休息能使小量咯血自行停止。大咯血患者应绝对卧床休息，减少翻动，协助患者取患侧卧位，头侧向一边，有利于健侧通气，对肺结核患者还可防止病灶扩散。

（4）保证静脉通畅，并正确计算每分钟滴数。

（5）准确记录出血量和每小时尿量。

（6）备齐急救药品及器械：如止血药、强心药、呼吸中枢兴奋药等药物。此外，还应备开口器、金属压舌板、舌钳、氧气筒或氧气枕、电动吸引器等急救器械。

（7）药物应用

①止血药物。

②镇静药：对烦躁不安者常用镇静药，禁用吗啡、哌替啶，以免抑制呼吸。

③镇咳药：大咯血伴剧烈咳嗽时可用少量镇咳药。

（8）大咯血者暂禁食，小咯血者宜进少量温凉的流质饮食，避免饮用浓茶、咖啡、酒等刺激性饮料，多饮水及多食富含纤维素食物，保持大便通畅。便秘时可给缓泻药，以防诱发咯血。

大咯血患者发生窒息时有哪些抢救要点？

1. 应向患者说明咯血时不要屏气，否则易诱发喉头痉挛，如出血引流不畅形成血块，将造成呼吸道阻塞。应尽量将血轻轻咳出，以防窒息。

2. 准备好抢救用品如吸痰器、鼻导管、气管插管和气管切开包。

3. 一旦出现窒息，开放气道是抢救的关键，上开口器立即挖出口腔、鼻腔内血凝块，用吸引器吸出呼吸道内的血液及分泌物。

4. 迅速抬高患者床脚，呈头低足高位。

5. 神志清醒者鼓励其用力咳嗽，并用手轻拍患侧背部促使支气管内淤血排出。

6. 神志不清醒者则应速将上半身垂于床边并一手托扶，另一手轻拍患侧背部。

7. 清除患者口、鼻腔内的淤血。用压舌板刺激咽喉部，引起呕吐反射，能咳出阻塞咽喉部的血块，对牙关紧闭者用开口器及舌钳协助。

8. 如以上措施不能使血块排出应立即用吸引器吸出淤血及血块，必要时立即行气管插管或气管镜直视下吸取血块。气道通畅后，若患者自主呼吸未恢复应行人工呼吸，给予高流量吸氧或按医嘱应用呼吸中枢兴奋药。

什么是胃肠减压？

1. 原理　胃肠减压术是利用负压吸引和虹吸的原理，将胃管自口腔或鼻腔插入，通过胃管将积聚于胃肠道内的气体及液体吸出，对胃肠梗阻患者可减低胃肠道内的压力和膨胀程度，对胃肠道穿孔患者可防止胃肠内容物经破口继续漏入腹腔，并有利于胃肠吻合术后的愈合。胃肠减压的适用范围很广，常用于急性胃扩张、肠梗阻、胃肠穿孔修补或部分切除术，以及胆道或胰腺手术后。

2. 目的　胃肠减压可以有效减少胃肠道穿孔者胃内容物流入腹腔，并可抽出肠梗阻患者梗阻近端的气体和液体，以减轻对肠壁的压力，缓解腹胀症状。对于胃肠道手术的患者，术前行胃肠减压有利于手术野的暴露，术后有利于减轻吻合口的张力，促进愈合。

 留置胃管期间有哪些注意事项？

1. 每天用生理盐水 20ml 冲洗胃管，胃大部切除术后的患者冲洗液量最好在 10ml 以下，并且回抽冲洗液，防止因吻合口张力过大发生吻合口瘘。

2. 观察胃液的颜色、量、性状，并准确记录 24h 引流总量。如在短时间内引流出鲜红色液体，每小时超过 200ml，提示有活动性出血，应立即停止吸引，报告医生及时处理。

3. 胃管内如需注入药物，注入药物后 1h 停止吸引，以免将药物吸出。

 留置胃管有哪些并发症？

1. 声音嘶哑

（1）根据年龄、性别、个体差异选择适宜的胃管，减少对局部的刺激。

（2）有声音嘶哑发生，应嘱患者少说话，保护声带。加强口腔护理，保持局部湿润，必要时遵医嘱给予雾化吸入。

（3）病情允许的情况下应尽早拔除胃管。

2. 恶心

（1）做好口腔护理，操作时动作要轻柔且迅速，血管钳不可放入过深，以免引起刺激。

（2）固定胃管在最舒适的位置，不要频繁移动胃管，减少对咽部的刺激。

3. 咽、食管黏膜损伤与出血

（1）选择质地柔软的硅胶管，操作技术应熟练且在操作前与患者及家属解释清楚，以取得配合。

（2）黏膜出血较多：应纱布压迫止血或用冰生理盐水清洗止血。

（3）胃出血：立即用生理盐水洗胃，并注入凝血酶，必要时给予三腔管压迫止血。

 肺癌术后如何改善肺功能？

1. 深吸气练习　训练时指导患者以鼻缓慢地深吸气，并保持肩部放松及胸部平静。深吸气练习可以预防术后肺不张，减少感染机会并促进肺功能恢复。

2. 缩唇呼气　嘴唇做类似汉语拼音中"u"的发音，气流呼出缓慢。这时，气流会在口腔内产生一种压力，这种压力可回传至气道内，撑开塌陷的气道，有助于气体排出，减少气体在肺内残留。

这两种呼吸训练可一起进行，即先深吸气，然后缩唇呼气，每次训练不要超过 10 次。如果出现呼吸费力或头晕，要终止训练。

 肺癌引起的急性左心衰竭如何护理?

1. 控制输液速度，必要时停止输液；端坐位，双腿下垂，减少静脉回流，必要时四肢轮流结扎。

2. 高浓度吸氧，并给予 20%~30% 乙醇湿化，降低肺泡内表面张力。

3. 做好心理护理，消除患者紧张情绪，必要时使用镇静药。

4. 遵医嘱使用强心药、利尿药、血管扩张药等，必要时给予机械辅助呼吸。

 重症肺癌Ⅱ型呼吸衰竭氧疗有哪些注意事项?

1. 低浓度、低流量持续吸氧。

2. 观察患者神志情况。

3. 监测动脉血气分析。

 重症肺癌气管插管如何防止导管脱出?

1. 固定牢固，松紧适宜。

2. 防止患者自行拔管：对神志清楚者做好宣教，讲明插管的意义、配合方法及注意事项；对神志不清、躁动不安的患者给予肢体约束，必要时遵医嘱使用镇静药。

3. 加强监护：观察患者体位变化，头部、四肢的活动度；改变体位时调节呼吸机回路，以防拉出气管导管。

肺癌引起的上腔静脉综合征如何护理?

上腔静脉综合征: 呼吸困难、面部水肿、躯干和上肢水肿、胸痛、咳嗽、颈静脉怒张、声嘶、头晕、意识障碍等。

1.患者卧床, 床头抬高 30° ~ 45° , 给予吸氧以减少心排血量, 降低静脉压。

2.限制食物中钠盐的摄入, 减轻水肿。

3.避免使用上腔静脉, 应通过下肢静脉输液, 以免加重症状, 以及导致静脉炎。

4.监测生命体征变化, 听诊心音、呼吸音, 及时发现心肺功能的异常。

5.准确记录出入量, 维持体液平衡。

6.评估患者精神、饮食状况, 有异常及时报告医生。

7.遵医嘱给予镇痛药及镇静药, 避免患者高度紧张。

8.保证患者的安全, 尤其是意识障碍的患者, 防止损伤。

肺癌引起的高钙血症如何护理?

1.临床表现 波及多系统, 而又非特异性, 随着血钙的增高, 症状逐渐加重。

(1)神经肌肉: 乏力、肌无力、嗜睡、意识模糊、癫痫发作、昏迷。

(2)消化道: 恶心、呕吐、厌食、腹胀、便秘、溃疡、急性胰腺炎。

(3)心血管: 心动过缓、心电图显示 PR 间期延长、QT 间期缩短、T 波增宽, 甚至因心律失常、心搏骤停而猝死。

(4)泌尿系: 多尿、尿路结石、肾功能不全。

2.护理

(1)对存在危险因素或早期有表现的患者, 护士应向患者及家属解释高钙血症可能出现的症状、体征和治疗方法, 使其有心理准备, 减轻焦虑。

(2)准确记录出入量, 维持体液平衡。

(3)监测生命体征、意识状态、心电图及腱反射、肌张力等变化, 有异常及时报告医生。

(4)遵医嘱给予镇吐药、抗心律失常药、利尿药及降血钙的药物。

(5)及时化验血清钙和磷酸盐, 掌握病情利于治疗。

(6)鼓励患者适当活动, 有利于防止过多的钙流失, 活动时一定要保证安全, 防止骨折。

（7）体质弱及意识障碍的患者，护士应给予被动性功能锻炼。

（8）给予镇痛，增进舒适感。

 肺癌引起的感染性休克如何护理?

发热是感染的早期症状，并可伴有寒战、皮肤苍白、湿冷、脉细数，以及神志恍惚、烦躁不安等症状，随着休克的进展可出现皮肤黏膜干燥、肢体水肿、少尿、进行性呼吸困难、血压下降等，并进一步出现神经、呼吸、循环系统较严重的症状。

1. 严格无菌操作，认真洗手，防止有害微生物传播。

2. 检查皮肤破溃处及切口有无感染。

3. 密切观察生命体征，尤其是体温、脉搏，常能提示感染的发生。

4. 保持呼吸道通畅，听诊呼吸音，提示有无肺部感染。

5. 监测患者意识状态的变化。

6. 遵医嘱应用升压药、静脉补充液体，防止循环衰竭。

7. 遵医嘱应用抗生素。

8. 密切观察有关的化验检查结果，如血培养、白细胞计数，及时掌握患者病情，有利于配合治疗。

9. 向家属解释治疗的方法及目的，减轻焦虑。

 肺癌引起的弥散性血管内凝血如何护理?

1. 临床表现　以自发性、广泛性、多部位出血为特征，常见于皮肤淤斑、胃肠道出血、口腔黏膜出血、创面及注射部位渗血、泌尿及生殖系统出血，以致血压下降、休克等。

2. 护理

（1）密切观察生命体征变化，观察皮肤、鼻腔、牙龈、眼底、二便有无出血征象。

（2）避免患者服用影响血小板功能、延长出血时间的药物，如阿司匹林等。

（3）避免活动过度，防止身体受压和外伤，减少皮下出血或水肿。

（4）有明显出血倾向的患者尽可能避免肌内注射，各种诊断或治疗穿刺后均应局部压迫或加压包扎，防止出血。

（5）保持口鼻腔清洁、湿润，不用手挖鼻痂或用牙签剔牙，防止出血。

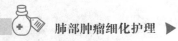

（6）观察和发现弥散性血管内凝血（DIC）的症状和体征，如发热、寒战、肌肉触痛、皮肤淤点淤斑等。

（7）少量出血时可局部压迫止血，出血严重时迅速建立静脉通道，配血做好输血准备。

（8）出血时患者平卧，给予吸氧，保持呼吸道通畅，记录出血量。

（9）遵医嘱应用抗凝药，防止血栓形成。

第三章

肺癌的化学治疗

什么是化疗?

应用化学药物治疗恶性肿瘤的方法称为化学治疗，简称化疗。

1. 分类

（1）根治性化疗：对化疗敏感，通过全身化疗可以治愈或完全控制的肿瘤采用根治性化疗。

（2）辅助化疗：指采用有效的局部治疗（手术或放疗）后，主要针对可能存在微小转移灶，防止复发转移而进行的化疗。

（3）新辅助化疗：指在局部治疗（手术或放疗）前先使用化疗，目的是希望化疗后局部肿瘤缩小，减小手术范围及清除或抑制可能存在的微小转移灶。

（4）姑息性化疗：晚期或播散性癌症患者通过化疗缩小癌肿，缓解症状的称为姑息化疗。

2. 辅助化疗与新辅助化疗

（1）辅助化疗：在采取有效的局部治疗（手术或放疗）后，针对可能存在的微转移癌灶，为防止复发转移而进行的化疗。

（2）新辅助化疗：又称起始化疗，指对临床表现为局限性肿瘤、可用局部治疗手段者，在手术或放疗前先使用的化疗。

3. 化疗药的给药方式　口服、肌内注射、静脉注射、腔内注射、椎管内注入、动脉插管、肿瘤内注射、局部外敷。

4. 联合化疗　两种或两种以上的不同种类的抗癌药物联合应用。

小细胞肺癌化疗有哪些适应证?

1. 适应证

（1）年龄 ≤ 70 岁者。

（2）经病理或细胞学确诊的小细胞肺癌。

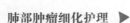

（3）KS 记分在 50 ~ 60 分或以上者。

（4）预期生存时间在 1 个月以上者。

（5）患者身体、精神、心理状况良好。

2. 小细胞肺癌常用的化疗方案

（1）EP：依托泊苷 + 顺铂。

（2）CAO：异环磷酰胺 + 表柔比星 + 长春新碱。

（3）CAP：环磷酰胺 + 表柔比星 + 顺铂。

 非小细胞肺癌化疗有哪些适应证？

1. 适应证

（1）经病理学或细胞学证实为鳞癌、腺癌或大细胞癌但不能手术的 Ⅲ 期患者，以及术后复发转移者或其他原因不宜手术的 Ⅲ 期患者。

（2）经手术探查、病理检查有以下情况者：

①有残留灶。

②胸内有淋巴结转移。

③淋巴管或血栓中有癌栓。

④低分化癌。

（3）有胸腔或心包积液者需采用局部化疗。

2. 非小细胞肺癌常用的化疗方案

（1）NP：长春瑞滨 + 顺铂。

（2）GP：吉西他滨 + 顺铂。

（3）TP：紫杉醇 + 顺铂。

（4）DP：多烯紫杉醇 + 顺铂。

 肺癌化疗有哪些禁忌证？

1. 年老体衰或恶病质者。

2. 心肝肾功能严重障碍者。

3. 骨髓功能不佳，白细胞在 $3 \times 10^9/L$ 以下、血小板在 $80 \times 10^9/L$ 以下者。

4. 有并发症、感染、发热和出血倾向等。

化疗患者如何护理？

1. 化疗前

（1）护理

①身体准备：指导患者充分休息、合理饮食、适当运动，鼓励患者进食高热量、高蛋白、富有维生素、易消化的食物，多食水果、蔬菜，少吃油煎食物，注意饮食搭配。针对体质较弱的患者可根据医嘱适当以静脉补充氨基酸、脂肪乳等药物，改善患者的身体状况顺利接受治疗。治疗前还需控制原有的基础疾病，如糖尿病、高血压等；如有口腔溃疡、牙周炎、义齿等，需在化疗前进行检查与治疗。

②心理准备：鼓励患者通过各种有效途径缓解由于疾病及治疗产生的焦虑、恐惧等不良情绪。如提供疾病和治疗的信息以帮助患者预防并积极应对不良反应的发生；鼓励患者参加病友组织的活动，帮助他们获得更有效的社会支持等。可嘱患者结合自身情况，通过听音乐等各种形式放松身心；鼓励家属给予更多的心理支持。针对癌症复发转移者、小儿或年轻患者、临终患者等特殊人群，需给予更多的个体化心理关怀。如有严重的精神心理问题则需求助于相关专业人员。

③知识准备：医护人员应结合患者需求与疾病治疗等情况，给予针对性的健康宣传教育。如通过一对一的宣教、提供宣传资料、组织集体讲座等方式，让患者、家属了解治疗的程序及可能出现的不良反应，采取积极的应对方式。对于选择新辅助化疗或进入临床试验的患者，应给予针对性的宣教以缓解焦虑。

④治疗配合：遵医嘱完善相关检查，如血常规、肝功能、肾功能、心电图、B 超、胸部 X 线片等，必要时做 CT 或磁共振等。根据患者实际情况及治疗方法，选择建立合理的静脉通道，如经外周穿刺中心静脉导管（PICC）置管、输液港埋置、深静脉穿刺置管等，并做好导管的护理。

（2）化疗前护士应做的准备

①建立良好的护患关系：取得患者及家属的信任，随时了解患者的需求并予以帮助，提供各种与治疗相关的信息及知识。

②了解化疗方案：护理人员应了解患者的病情及其化疗方案。同时，熟悉化疗药物的剂量、方法、治疗作用、并发症、药物间的关系、配伍禁忌、有效期、避光注意事项等，对治疗中可能出现的情况要有预见性。

③掌握各种给药方式：根据所选治疗方案，护士应熟练掌握各种给药方式，尤其是静脉给药及其不良反应的处理，以及局部给药的配合等。

2. 化疗时

（1）安全用药：遵医嘱正确给药，如选择外周血管给药，应选择粗直、弹性好的血管进行穿刺。密切观察，严防化疗药物外渗。

（2）不良反应的护理：密切观察患者使用药物后的不良反应，采取积极的防治措施。不同药物的不良反应也不同，应有针对性地给予护理。

（3）饮食护理：根据化疗进程、化疗药物胃肠道毒性反应的情况，做好饮食宣传教育。鼓励患者少食多餐，并注意饮食卫生，预防肠道感染。

（4）心理护理：做好化疗的健康宣教，消除患者紧张情绪，更好地配合治疗。

（5）环境护理：保持室内空气新鲜，环境舒适，创造良好的休养环境。

3. 化疗后　化疗间歇期指导患者调整身心，以应对下一疗程的治疗。指导患者少食多餐、清淡饮食、加强营养。定期复查血常规、血生化及肝肾功能。注意安全、防止跌倒、坠床。避免到人多的场所，预防感冒、防止交叉感染。鼓励患者从事力所能及的日常事务及工作，获得有效的社会支持，促进身心健康。

 化疗常见的不良反应是什么？

化疗常见的不良反应有局部毒性、胃肠毒性、骨髓抑制、心脏毒性、肝毒性、肺毒性、泌尿系统毒性、神经毒性、皮肤毒性、致畸等。

 化疗后出现恶心、呕吐怎么办？

恶心是上腹部不适、紧迫欲吐的感觉，可伴有皮肤苍白、出汗、流涎、血压降低及心动过缓等。呕吐是通过胃的强烈收缩迫使胃或者部分小肠内容物经食管、口腔排出体外的现象。

1. 可以应用预防性镇吐药，调整给药时间，尽量在化疗前、餐前、睡前给药，如地西泮（安定）、甲氧氯普胺（胃复安）等，减少恶心、呕吐的发生。

2. 保持病房空气清新，无异味。

3. 分散注意力，减少不良刺激，勤更换衣服，给予口腔护理，取舒适体位。

4. 进食易消化、清淡饮食，少食多餐，多补充水分和营养，必要时给予静脉营养支持。

腹泻患者应注意什么?

腹泻是指正常排便形态改变,频繁排出松散稀薄的粪便,甚至水样便。

患者宜进少渣、低纤维食物,避免吃易产气的食物如糖类、豆类、碳酸饮料。鼓励进食富含营养、有足够热量的清淡流质或半流质饮食,以满足机体代谢的需要。鼓励多饮水,最好是果汁类饮料,补充体内丢失的钾,每日补充进水量3000ml 以上。

 腹泻患者肛周皮肤如何护理?

排便频繁时因粪便的刺激可使肛周皮肤损伤,引起糜烂和感染。排便后应用温水清洗肛周,保持清洁干燥,涂无菌凡士林或抗生素软膏以保护肛周皮肤,促进损伤处愈合。

 便秘有哪些临床表现?

便秘指正常的排便形态改变、排便次数减少、排出过干过硬的粪便,且排便困难。

便秘患者可表现为每周排便少于 3 次,有的虽然每日排便多次,但排便相当费力,每次排便时间长,排出粪便干结如羊粪且数量少,排便后仍有未排尽的感觉。

 化疗所致便秘应如何预防、处理?

1. 睡前可服用蜂蜜水,并轻轻按摩腹部,晨起喝一杯温开水;日间应多喝水及果汁饮料,多食水果和蔬菜。

2. 养成定时排便的习惯。

3. 便秘严重的可以用口服缓泻药或用灌肠剂。

4. 若患者生活自理应适当进行活动;卧床患者可给予腹部顺时针按摩促进肠蠕动。

化疗所致口腔溃疡应如何处理?

发生在口腔黏膜上的表浅性破溃，大小可从米粒至黄豆大小，成圆形或卵圆形，溃疡面微凹陷、周围充血。

1. 每日做好口腔清洁，餐后及睡前给予漱口。

2. 疼痛严重时可餐前口含利多卡因溶液局部止痛后再进食。

3. 遵医嘱按时使用黏膜保护药，促进溃疡的愈合。

化疗所致脱发如何护理?

1. 将头发剪短或剃光，减少梳头时对头发的牵拉，动作轻柔，不染发、不用发胶，可戴假发、帽子或头巾装饰。

2. 加强心理护理，告知患者脱发是暂时的，停药后头发会长出来，减轻其焦虑心理。

3. 保持床单整洁，减少不良刺激。

化疗所致骨髓抑制如何处理?

骨髓抑制通常指白细胞、血小板、血红蛋白低于正常值，骨髓抑制为放、化疗常见的毒性反应。

1. 分期　见表 3-1。

表 3-1　骨髓抑制的分期

分级	血红蛋白	白细胞	血小板
一度	$95 \sim 100g/L$	$(3.0 \sim 3.9) \times 10^9/L$	$(75 \sim 99) \times 10^9/L$
二度	$80 \sim 94g/L$	$(2.0 \sim 2.9) \times 10^9/L$	$(50 \sim 74) \times 10^9/L$
三度	$65 \sim 79g/L$	$(1.0 \sim 1.9) \times 10^9/L$	$(25 \sim 49) \times 10^9/L$
四度	$< 5g/L$	$< 1.0 \times 10^9/L$	$< 5 \times 10^9/L$

2. 化疗所致骨髓抑制的处理

（1）注意保暖及饮食卫生，减少外出，控制陪床人员，谢绝探视，陪床人员尽量戴口罩。

（2）观察体温情况，每日测体温至少 4 次，出现发热及时报告医护人员。

（3）做好口腔卫生，用软毛牙刷刷牙，或用漱口液饭后、睡前清洁口腔，防止口腔感染。

（4）观察有无头晕、乏力等情况，必要时嘱患者卧床休息、给予吸氧。

（5）观察皮肤黏膜有无淤斑，牙龈有无出血，有无脑出血、消化道出血等征象。嘱患者活动时应动作缓慢，预防磕碰擦伤。每次注射、穿刺后，按压针眼至少 15min，防止出血。

（6）做好饮食护理，告知患者进食高蛋白、高热量、高维生素易消化饮食。

（7）遵医嘱正确、及时给予升血药物或输血，观察处置效果及不良反应。

（8）重度骨髓抑制患者应安排住单人间或双人间，房间每日紫外线消毒。

（9）做好健康教育，指导患者做好自身防护，消除紧张情绪，顺利度过骨髓抑制期。

 癌因性疲乏的护理干预有哪些?

1. 症状　精神反应迟钝，可能伴有正常肌力和耐力，但仍有疲惫的感觉，休息后仍会感觉疲乏。

2. 诊断标准　疲乏症状反复出现，持续 2 周以上，同时伴有以下症状中 5 个或 5 个以上。

（1）全身无力或肢体沉重。

（2）不能集中注意力。

（3）缺乏激情、情绪低落、兴趣减退。

（4）失眠或嗜睡。

（5）睡眠后感到精力仍未能恢复。

（6）活动困难。

（7）存在情绪反应，如悲伤、挫折感或易激惹。

（8）不能完成日常活动。

（9）短期记忆减退。

（10）疲乏症状持续数小时不能缓解。

3. 护理干预　对患者进行宣传教育、疲乏评估、有氧运动、音乐治疗、睡眠管理、膳食选择。

 化疗所致色素沉着、指甲变形如何护理?

1. 加强心理护理，减轻焦虑症状，皮肤角化可服用维生素 A，不要撕死皮。

2. 防止过度日光照射，色素沉着的患者外出应戴宽边帽子，穿长袖，做好皮肤的保护，减少紫外线照射对皮肤的刺激。

3. 其他的不良反应会在化疗结束后逐渐减轻，严重者遵医嘱对症用药。

 如何预防化疗所致泌尿系统毒性？

1. 化疗前检查肾功能。

2. 化疗前和化疗中嘱患者多饮水，尿量应在 2000 ~ 3000ml/d，做好宣教。

3. 使用顺铂时需水化，输液量 3000ml/d，并用利尿措施（甘露醇或呋塞米），适当补充钾，保持尿量 2000ml/d 以上或 100ml/h，观察并记录尿量、颜色。

4. 丝裂霉素给药时应避免或尽量减少输血，以减少微血管病溶血性贫血发生。

5. 大剂量甲氨蝶呤的应用可导致急性肾功能不全，解决的方法是水化和尿液碱化，用碳酸氢钠碱化尿液。

6. 大剂量应用环磷酰胺（CTX）时注意水化以减少出血性膀胱炎，大量饮水，碱化尿液、利尿等，观察尿的颜色、量并记录。

7. 观察有无外周或体位性水肿，记录出入量。

8. 监测神志变化、尿素氮累积导致肾性脑病。

9. 观察患者有无尿痛、尿频等膀胱刺激症状及有无血尿发生。

 如何预防化疗所致的心脏毒性？

1. 化疗前评估患者有无心脏病史。

2. 指导患者戒除可能导致心脏疾病的生活习惯，如吸烟、饮酒、高胆固醇饮食等。

3. 指导患者注意休息，少食多餐，以减少心肌耗氧量及心脏负担，避免引起反射性心律失常。

4. 按照体表面积严格执行给药剂量，避免药物累积剂量超过危险剂量，必要时遵医嘱降低药量或停药。

5. 给药初期密切观察患者是否有任何与心脏功能异常有关的症状，必要时给予心电监护，监测生化相关指标，防止电解质紊乱。

6. 适当延长静脉给药时间以减少心脏毒性。

7. 一旦出现心功能损害，遵医嘱给予强心、利尿、扩血管等药物治疗。

如何减轻化疗所致的胃肠道症状?

1. 做好宣教工作，化疗时创造良好的环境，减少不良刺激，指导患者通过听音乐、聊天等方式转移注意力。

2. 随时听取患者的主诉，观察不良反应的情况。

3. 化疗期间应指导患者少食多餐，多饮水以加快化疗药物的排泄，减少毒副作用。

4. 对患有黏膜炎的患者，指导其戒烟、戒酒、保持口腔清洁，避免食用刺激性较强或较粗糙生硬的食物，且食物温度要适宜。使用软毛牙刷，可用盐水或 20% 利多卡因含漱，遵医嘱外敷锡类散及外用药。

5. 对恶心、呕吐的患者，化疗前遵医嘱给予镇吐药。指导患者进食清淡、易消化的食物，避免刺激性的食物。呕吐、腹泻者防止脱水、水电解质失衡等，严重者遵医嘱补液。

 化疗药物有哪些?

1. 烷化剂　氮芥类（氮芥、环磷酰胺）、甲烷磺酸酯类（如白消安）、亚硝脲类（如卡莫司汀、司莫司汀）等。

2. 抗代谢类药　叶酸类抗代谢药（甲氨蝶呤）、胞苷类代谢药（如阿糖胞苷）、嘌呤类抗代谢药（如疏嘌呤）和嘧啶类抗代谢药物（如氟尿嘧啶）。

3. 植物药　紫杉醇、多西他赛、依托泊苷、长春新碱等。

4. 抗肿瘤抗生素　蒽环类、糖肽类药物（如博来霉素）及苯醌类药物（如丝裂霉素）等，蒽环类常用药物有多柔比星（阿霉素）、表阿霉素（表柔比星）、米托蒽醌等。

5. 铂类　主要代表药物为顺铂和卡铂等。

 顺铂有哪些不良反应和注意事项?

常见的不良反应有肾毒性、胃肠毒性、神经毒性、骨髓抑制。

1. 适当多饮水，每日至少饮水 2000 ~ 3000ml，记录尿量，保证每日尿量在 3000ml 以上，观察有无颜面水肿和手足水肿等情况。

2. 当出现神经末梢病变，如手足麻木、关节痛、肌肉痛时应告知患者不要惊恐，停药后可恢复正常功能。症状重而不能耐受时，遵医嘱给予镇痛药，嘱患者多休息，指导家属为患者按摩，加强营养，勿接触冰凉物体，减轻对末梢神经的不良刺激。

3. 遵医嘱应用镇吐药及胃黏膜保护药预防性给药。化疗开始后多次少量饮水以减轻消化道黏膜的刺激，增加毒素的排泄。一旦有恶心呕吐症状，嘱患者深呼吸，及时清除呕吐物，并予漱口，减少不良刺激，提供舒适的休养环境，嘱患者少食多餐，并进易消化、高蛋白、高维生素、粗纤维、清淡饮食，注意口腔卫生。对严重呕吐不能进食者，给予补液营养支持治疗。

4. 患者出现耳鸣时应立刻停药观察。

 吉西他滨有哪些常见的不良反应和注意事项？

常见的不良反应是骨髓抑制、局部皮肤反应（皮疹）、发热、胃肠毒性。

1. 对静脉刺激性强，易导致静脉炎和药物外渗。外周静脉给药时告知患者减少输液侧肢体的活动，出现穿刺部位红肿、疼痛时立即告知医护人员给予处理。

2. 发生皮疹时注意皮肤保湿，适当涂润肤霜避免皮肤干燥；修剪指甲，勿搔抓皮肤，穿着柔软宽大的病号服或棉质睡衣，保持床和衣服的整洁；饮食上避免食用鱼、虾等海鲜或辛辣食物。

3. 化疗时应用有效止吐药物。

4. 30min 内滴完，输注时间过长可增加药物毒性。

 紫杉醇有哪些不良反应和注意事项？

常见的不良反应是过敏反应、骨髓抑制、消化道反应、脱发、心脏毒性、神经毒性。

1. 为预防过敏反应，应询问患者有无过敏史。用药前一日晚分两次口服地塞米松。

2. 输入药物时给予心电监护以观察用药时生命体征，给药 10min 内滴速应慢。

3. 告知患者输入紫杉醇后如有憋气、胸闷等任何不适时立即报告医护人员。

4. 禁止使用聚氯乙烯输液装置。

5. 与顺铂合用时，先用紫杉醇后用顺铂，否则可加重药物毒性。

紫杉醇发生不良反应后如何护理?

1.过敏反应的护理　过敏反应是最严重的不良反应，具有致命性。主要表现为：轻者面色潮红、荨麻疹，重者可出现呼吸困难而危及生命。输注过程中如发现患者面色潮红、轻度荨麻疹，及时报告医生给予对症处理，症状消失后可继续输注。如有胸闷、呼吸困难、全身荨麻疹等严重反应，应立即：

（1）关闭输液器，更换新的输液器输入生理盐水。

（2）遵医嘱给予抗过敏药物（地塞米松 5mg 壶入等），吸氧、心电监护等。

（3）对症处理。

（4）建立生命体征观察单及时记录及处理，密切观察病情变化。

（5）紫杉醇等药液保留待检。

2.消化道反应的护理　主要为食欲缺乏、恶心、呕吐、腹痛、腹泻等，肝功能损害，黏膜炎或口腔溃疡。遵医嘱应用镇吐药及胃黏膜保护药，恶心、呕吐严重者给予镇静药，嘱患者少食多餐，并进易消化、高蛋白、高维生素、粗纤维、清淡饮食，注意口腔卫生。

3.脱发的护理　通常在化疗后 10 ~ 15d 出现脱发及体毛的脱落。建议患者用漂亮的帽子或假发装饰，并告知此现象是可逆的，停药后 1 ~ 2 个月可重新长出新发。勤换枕套、床单，使床单位清洁舒适，患者心情愉悦。

4.心血管系统毒性反应的护理　紫杉醇可致一过性心动过速和低血压，也可发生心动过缓或传导阻滞。多发生在药物输注期间。预防措施：心电监护，在用药期间多巡视患者，每 30min 测量生命体征，询问有无不适。

5.骨髓抑制反应的护理　紫杉醇对骨髓造血系统有抑制作用，并随剂量增大而随之加重。可逆转且不蓄积。主要表现为白细胞、血小板减少，通常发生在治疗后 8 ~ 10d。

（1）化疗前注意监测血常规。

（2）注意观察有无牙龈出血，皮肤有无出血点。静脉穿刺后有无凝血障碍等现象。

（3）室内保持空气清新，按时紫外线消毒。

（4）嘱患者随时增减衣服，预防感冒。

（5）嘱患者在家属陪同下适当活动。

 依托泊苷有哪些不良反应和注意事项?

常见不良反应有神经毒性（直立性低血压）、骨髓抑制。

1. 嘱患者如厕、行走、起床等活动时动作缓慢，慢起慢坐。

2. 多卧床休息，防止摔伤。出现头晕时立即告知医护人员。

3. 静脉输注不能过快，至少 1h 以上，否则容易引起低血压、喉痉挛等过敏反应。

4. 心、肝、肾功能严重障碍者禁用，孕妇及哺乳期妇女慎用。

5. 骨髓抑制：多发生在用药后 7 ~ 14d，20d 左右恢复正常，应定期检查周围血常规和肝、肾功能。

6. 必须用生理盐水稀释，在糖溶液中可形成细微沉淀，稀释后立即使用，若有沉淀、浑浊严禁使用。

7. 化疗结束后 3 个月内不宜接种病毒疫苗。

8. 局部刺激性强，避免外渗。

 培美曲塞有哪些不良反应和注意事项？

常见的不良反应是皮疹、腹泻、叶酸缺乏、骨髓抑制。

1. 用药前给予口服叶酸，用药后给予肌内注射维生素 B_{12}，以减轻不良反应。

2. 皮疹是培美曲塞的最常见不良反应，于化疗后 2 ~ 4 d 出现，主要分布于患者的颈、前胸、后背、四肢，呈红色丘疹、压之褪色、有瘙痒感，患者难以忍受。发生皮疹时告知患者注意皮肤保湿，适当涂润肤霜避免皮肤干燥；修剪指甲，勿搔抓皮肤，穿着柔软宽大的病号服或棉质睡衣，保持床和衣服的整洁；饮食上避免食用鱼、虾等海鲜或辛辣食物。

3. 做好保暖和个人卫生，减少外出和探视，加强营养，预防感冒。多食高营养饮食，避免生冷、油腻和刺激性饮食。

4. 用药前一天、当天、后一天口服地塞米松减少皮疹的发生。

5. 观察排便情况，如出现腹泻及时告知医护人员。

 多西他赛有哪些不良反应和注意事项？

常见的不良反应为过敏反应、骨髓抑制、水肿、胃肠道反应、肝毒性、脱发、心脏毒性、神经毒性。

1. 详细询问有无药物过敏史，有过敏史禁用。

2. 用药前连续 3d 给予口服地塞米松进行预处理，2 次 / 日，用药期间观察有无血压下降、气管痉挛等症状出现。

3. 用药前备好心电监护装置、急救药品。

4. 开始输注 15min 内，输液速度控制在 10 ~ 15 滴 / 分钟，并加强观察患者的反应。如无不良反应可根据医嘱在规定时间调整滴速。

5. 严密观察生命体征，化疗开始即给予心电监护，连续监护 3h，并详细记录监测情况，询问患者有无不适，及早发现过敏症状即及时处理。

 长春新碱有哪些不良反应和注意事项？

常见的不良反应为神经系统毒性、局部血管反应、骨髓抑制。

1. 做好保暖和个人卫生，减少外出和探视，加强营养，预防感冒和腹泻。多食高营养饮食，避免生冷、油腻和刺激性饮食。

2. 每日做好口腔清洁，餐后及睡前给予漱口，口腔溃疡导致疼痛严重时可餐前口含利多卡因溶液局部镇痛后再进食。遵医嘱按时使用黏膜保护药，促进溃疡的愈合。

3. 一般选用留置针或 PICC 置管，可减少药物渗出或发生静脉炎。局部如有疼痛等不适及时报告医护人员，加强巡视。如出现外渗，应立即停止用药，给予肿胀区环形封闭，大于外渗区做扇形封闭，并予镇痛，抬高患肢。

 表柔比星有哪些不良反应和注意事项？

常见的不良反应为心脏毒性、骨髓抑制、脱发、局部血管反应。

1. 在用药期间多巡视患者，监测生命体征，询问有无不适。

2. 滴速以 40 ~ 50 滴 / 分钟为宜，对血管刺激性强，可引起静脉炎，渗透至血管外可引起局部红肿、水疱甚至坏死。要求中心静脉给药。

3. 用药后 10 ~ 20d 可出现红色尿，应提前告知患者，嘱多饮水。

4. 在进行纵隔和胸腔放疗期间不宜用本品或减量。

 环磷酰胺有哪些不良反应和注意事项？

常见的不良反应为泌尿系统毒性、骨髓抑制、局部血管反应。

1. 化疗前检查肾功能。化疗中嘱患者多饮水，尿量 2000 ~ 3000ml/d 或以上，做好宣教。

2. 注意水化，以减少出血性膀胱炎，大量饮水、碱化尿液、利尿等，观察尿的颜色、量并记录。

3. 观察患者有无尿频、尿痛、尿急等膀胱刺激症状及有无血尿发生。

4. 现配现用，应于 2 ~ 3h 使用。

 异环磷酰胺有哪些不良反应和注意事项？

常见的不良反应为泌尿系统毒性、骨髓抑制、中枢神经系统毒性、局部血管反应。

1. 中枢神经系统毒性：患者表现为表情淡漠、嗜睡、精神错乱、偶有短暂性癫痫发作，停药后消失，注意判断患者意识情况，做好安全护理。

2. 骨髓抑制反应：化疗前注意监测血常规。观察有无牙龈出血，皮肤有无出血点。静脉穿刺后有无凝血障碍等现象。室内保持空气清新，按时紫外线消毒。

3. 选用中心静脉置管可减少药物渗出或发生静脉炎。局部如有疼痛等不适应及时报告医护人员，加强巡视。

4. 充分水化、利尿，使用尿路保护药（美司钠），3次/日静脉注射。用药当时、4h 后、8h 后可防止或减轻泌尿系统毒性反应，预防出血性膀胱炎。

5. 肝、肾功能不良者禁用，一侧肾切除、脑转移者慎用。

6. 白细胞及血小板最低时间是在用药后第 8 日及第 14 日，恢复正常需 1 ~ 2 周。

7. 药液配制后应在 2h 内使用，3 ~ 4h 输完。

 氟尿嘧啶有哪些不良反应和注意事项？

常见的不良反应为消化道反应、骨髓抑制、局部血管反应、口腔炎、皮疹、脱发、神经毒性。

1. 对静脉刺激性强，须采用中心静脉给药；每天给予亚叶酸钙解毒，用药期间忌饮酒和阿司匹林类药物。

2. 每日做口腔清洁，餐后及睡前漱口，口腔溃疡导致疼痛严重时可餐前口含利多卡因溶液局部镇痛后再进食。遵医嘱按时使用黏膜保护药，促进溃疡的愈合。

3. 局部毒性、静脉炎和色素沉着，应避免日晒，色素沉着停药后可恢复。

4. 与甲氨蝶呤合用应先用甲氨蝶呤，4 ~ 6h 后再给予氟尿嘧啶，否则药效降低。

5. 别嘌醇可减轻氟尿嘧啶的骨髓抑制作用。

6. 滴速宜慢。持续给药 4 ~ 24h 则疗效好且不良反应轻。

7. 监测肝、肾功能，成人尿量应在 1500ml/24h 以上。

伊立替康有哪些不良反应和注意事项？

常见的不良反应为肾毒性、迟发性腹泻、骨髓抑制。

1. 迟发性腹泻：给予口服易蒙停，首次给药 4mg，每 2h 1 次，连续用药不超过 48h。

2. 当腹泻合并严重的中性粒细胞减少症时应用广谱抗生素预防性治疗。

3. 治疗前、每周期化疗前均检查肝功能。

4. 每次用药前应预防性使用镇吐药。

5. 急性、严重的胆碱能综合征，应预防性使用硫酸阿托品。

 化疗患者为什么要留置中心静脉导管？

1. 由于化疗药物 pH 或药物渗透压等原因，对静脉刺激性强，容易引起化疗药物外渗、外漏，造成不可修复性的化学性静脉炎，严重者可引起局部皮肤或组织坏死。

2. 血管的损害是不可逆的，输液次数多了血管会慢慢变硬，最终还是要被动选择留置中心静脉导管。

3. 患者留置中心静脉导管后，由于心脏泵血作用，大动脉血压最大，然后逐渐衰减到上腔静脉与右心房连接处，血压会降到 0mmHg 或者更低，而压力越低，血流速度越快，就能很快稀释药物浓度，人体也没有不适感。留置中心静脉导管可有效防止静脉炎和药物外渗的发生，保护外周血管。

 化疗药物外渗如何处理？

1. 立即停止输入药物，保留注射针头。

2. 用空针尽量回抽残留的药液，回抽的药物及血以 3 ~ 5ml 为宜。

3. 更换输液器，输入生理盐水。

4. 抬高患肢，根据所用的抗癌药物进行局部冷敷，冰袋间歇冷敷的时间是 24 ~ 48h。

5. 局部扇形封闭：稀释外渗的药液并阻止药液扩散，同时促进外渗药物吸收，起到镇痛的作用。根据外渗程度，可重复封闭，两次之间间隔时间以 6 ~ 8h 为宜，一般封闭 2 ~ 3 次。

6. 外渗局部选用如意金黄散加香油或蜂蜜调配后湿敷，湿敷面积应超过外渗部位外围 2 ~ 3cm，湿敷时间应保持 24h 以上，并进行床旁交接班。

7. 有局部皮肤破溃时，不要涂抹任何膏剂，应采取无菌换药的方法，清理创面后用高渗生理盐水湿敷，上面覆盖凡士林。

8. 如果有严重的局部组织损伤或坏死，可请外科会诊，做清创处理。

9. 禁止在化疗药物外渗部位再行各种穿刺。

 如何护理肺癌化疗的患者？

1. 安全用药　遵医嘱正确给药，如选择外周血管给药，应选择粗直、弹性好的血管进行穿刺，密切观察输注化疗药物的情况。

2. 毒副作用的护理　密切观察患者使用药物后的不良反应，采取积极的防治措施，并观察效果。不同药物的不良反应表现也不同，应有针对性地给予护理。

3. 饮食护理　根据化疗进程、化疗药物胃肠道毒性反应情况，做好饮食宣教。嘱患者少食多餐，注意饮食卫生，预防肠道感染。

4. 心理护理　做好化疗的健康宣教，消除患者的紧张情绪，更好地配合治疗。

5. 环境护理　保持室内空气新鲜，环境舒适，创造良好的休养环境。

第四章

肺癌的放射治疗

 什么是放射治疗？

放射治疗是由一种或多种电离辐射组成的医学综合治疗手段，即利用放射源或各种医疗设备产生的高能射线对肿瘤进行治疗的技术。

放射治疗的目的是给一定肿瘤体积准确的、均匀的剂量而周围正常组织剂量很小，因此在正常组织损伤很小的情况下根治恶性肿瘤，这样既保证了患者的生存，又保证了患者的生活质量。许多肿瘤患者通过放疗得到了治愈，获得长期生存，如早期鼻咽癌、恶性淋巴瘤和皮肤癌。部分肿瘤患者的手术疗效与放疗的疗效相当，如早期宫颈癌、声带癌、前列腺癌等。对于不能手术或手术切除困难的肿瘤患者进行术前放疗，多数患者的瘤体缩小，提高了手术切除率及术后生存率，如头颈部中晚期肿瘤、中晚期食管癌、直肠癌等。放疗具有不可忽视的姑息治疗作用，对于那些晚期肿瘤引起的骨痛、呼吸困难、颅内压升高、上腔静脉压迫和癌性出血的患者，放疗往往能减轻症状，提高生活质量。部分体质差、有并发症不能耐受手术的肿瘤患者，或不愿手术的患者单纯放疗也能取得较好的疗效。

 什么是精确放疗？

精确放疗是现代科技在肿瘤治疗中应用的具体成果。是指将放疗医学与计算机网络技术、物理学等相结合所进行的肿瘤治疗方式，整个放疗过程由计算机控制完成。与传统放疗技术不同之处可概括为"四最"，即靶区（病变区）内受照剂量最大，靶区周围正常组织受量最小，靶区内剂量分布最均匀，靶区定位及照射最准确，优点是"高精度、高剂量、高疗效、低损伤"，主要包括三维适形放疗及调强适形放疗。核心技术是肿瘤靶区受到适当剂量的照射，而周围组织特别是重要器官组织的剂量在安全线以下。因此，精确放疗是现代放疗的最新进展，也是国内外放疗的发展趋势。

什么是直线加速器?

　　直线加速器是 20 世纪 70 年代发展起来的一种放射治疗设备。70% 左右的癌症可以用加速器治疗，并获得良好效果。

 什么是伽马刀?

　　伽马刀全称是伽马射线立体定向放射治疗系统，在这个系统中，起治疗作用的是 γ 射线。它将钴 -60 发出的射线几何聚焦，集中射于病灶，一次性、致死性地摧毁靶区内的组织，而射线经过人体正常组织几乎无伤害，并且剂量锐减，因此治疗照射范围与正常组织界限非常明显，边缘如刀割一样，因此称为"伽马刀"。

 什么叫远距离放疗、近距离放疗?

　　按照射距离不同，放疗分为远距离放疗和近距离放疗。钴 -60、加速器属远距离放疗；将放射性核素外面包裹上一层金属，制成针状、管状或粒子状置于组织或器官内，称腔内放疗；置入肿瘤组织内，称间质内放疗。后两者统称为近距离放疗。

 如何安排肺癌放射治疗的疗程?

　　常规的分割放疗：即每周 5d，周六、周日休息，每天 1 次。每周 5 次的治疗较为合适，能使肿瘤受损达到较高程度，但又使靶区内的正常细胞有可能得到正常的修复，利用正常细胞与肿瘤细胞"受量耐受性差"作为治疗的依据。

 放射治疗前的常规检查有哪些?

　　病理学和细胞学检查提供肿瘤的分类、细胞分化的程度和间质情况等材料，病史采集和全身状况的评估；通过临床检查、X 线检查、超声波扫描、模拟定位机检查、胸部 CT、上腹 B 超、血尿常规、肝肾功能作为制订放疗计划的重要依据。

放疗为什么要用固定器?

　　放疗与手术不一样，手术通常几个小时就完成了，而放疗常需每日照射一次或数次，总照射时间要 6 周左右。为了保证每次治疗的准确无误，需要让患者每日照射体位与设计治疗计划时的体位一致，还要保证在照射过程中患者体位不动，这就要用到固定患者照射体位的装置，即固定器。

 放射治疗的剂量单位是什么?

　　放射治疗的剂量单位目前在国际上采用 Gy（戈瑞，Gray）为吸收剂量单位。1Gy 为 1J/kg，1Gy=100cGy（centi Gray）。

 放射治疗的技术有哪些?

　　1. 常规放射治疗。
　　2. 三维适形放疗：根据肿瘤的立体大小从三维方向上采用多野、多角度进行照射，而且每个照射野的截面形状与对应的肿瘤形状相一致。
　　3. 调强放射治疗：根据肿瘤情况，利用 CT 扫描逆向三维治疗计划系统设计出合理的、变化的剂量分布，使肿瘤表面和内部各点受到最适合的照射，即肿瘤体积小的地方照射量小一点。
　　其优点是可以提高肿瘤的照射剂量，更有效地杀灭肿瘤细胞，保护组织和器官，使有些常规放疗难以进行的肿瘤也能得到治疗，扩大了放疗适应证范围，因此可提高疗效、改善生活质量。
　　4. 立体定向放射治疗。

 肺癌的多学科治疗原则是什么?

　　根据患者的机体状况，肿瘤的病理类型，侵犯的范围和发展趋势合理地、有计划地综合运用科学的治疗手段，以期较大幅度地提高治愈率和患者的生活质量，肺癌的综合治疗优于单一治疗。应根据患者的年龄、性别、体力状况、体重下降、内科并发症、肺功能、分期等因素和患者意愿来确定治疗目的是根治还是姑息。

肺癌放疗的治疗原则是什么?

放疗对小细胞肺癌疗效最佳, 鳞状细胞癌次之, 腺癌最差。肺癌放疗照射野应包括原发灶、淋巴结转移的纵隔区, 同时要辅以药物治疗。

 肺癌治疗方法的选择依据是什么?

1. I期　可以选择标准的手术治疗和立体定向体部放疗新技术。手术是目前的标准治疗, 手术后 5 年生存率为 50%, 标准肺叶切除术的手术死亡率为 3%。立体定向体部放疗的疗效已经大幅度提高, 日本、荷兰的大宗病例报道其 5 年生存率为 51%, 死亡率为 0。

2. II期　首选手术。因为此期大部分患者有肺门淋巴结转移或肿瘤较大, 应首选手术。

3. III期　首选同步放化疗, 应采用适形放疗或调强放疗, 以减少肿瘤周围正常组织受照剂量, 尽可能减轻毒性反应 (三度放射性食管炎或血流学毒性) 而中断治疗或减少治疗剂量。

4. IV期　放疗可用于原发灶或远处转移灶的姑息治疗, 以减轻疼痛、避免截瘫, 提高生活质量。对于单发脑转移、肾上腺转移的患者, 应结合其他因素力争治疗。

 肺癌出现的哪些 "危险信号" 需提高警惕?

肺癌的早期症状比较轻微, 如果没有引起足够重视, 有可能会发展到晚期才被发现, 错过早期治疗的机会。所以有肺癌高危因素的患者需要格外注意早期 "危险信号"。出现以下症状, 一定要及时去医院就医。

1. 持续较长时间的咳嗽 (2 ~ 3 周或以上), 经过抗感染、镇咳治疗后效果不佳。

2. 有慢性支气管疾病, 但是近期咳嗽的性质发生了变化。

3. 无肺炎、支气管扩张等疾病, 但是痰中持续或间断带血。

4. 反复发作的同一部位的肺炎。

5. 原因不明的四肢关节疼痛及末端指 (趾) 头的增粗。

6. 既往肺部有陈旧性结核病灶, 但其形状和性质发生了变化。

7. 不明原因、无发热症状的胸腔积液。

什么是放射粒子植入术？

放射粒子植入术是一种将放射源植入肿瘤内部，让其持续释放出射线以摧毁肿瘤的治疗手段。

1. 原理：放射粒子植入技术主要依靠立体定向系统将放射性粒子准确植入瘤体内，通过微型放射源发出持续、短距离的放射线使肿瘤组织遭受最大限度的杀伤，而正常组织不损伤或仅有微小的损伤。

2. 术前应做胸部X线、心电图、血常规、出凝血五项、肝肾功能、免疫检查、肿瘤病理检查等。

3. 术前注意事项

（1）遵医嘱配合医生进行各项检查。

（2）做碘过敏试验、抗生素试验等药敏检查。

（3）术前做好个人卫生，必要时局部备皮，更换干净病号服。

（4）配合医护人员进行镇咳、屏气的训练。

4. 术后注意事项

（1）术后监测体温，体温在38.5℃以上应及时降温。

（2）持续低流量吸氧，保持呼吸道通畅。

（3）卧床休息，注意观察穿刺点有无渗血，敷料有无松动，有异常及时告知医护人员。

（4）患者穿铅衣，家属不宜密切接触患者，应保持1m的距离，儿童、孕妇避免接触患者。

（5）当出现胸闷、憋气及疼痛等不适，立即告知医护人员，24h内避免剧烈活动和咳嗽。

（6）多饮水，进食高热量、高蛋白、高维生素饮食，提高机体抵抗力。

 肺癌患者放射粒子植入术后可能有哪些症状？

1. 发热　应多饮水，体温≥38℃时给予温水或乙醇擦浴、物理降温。

2. 胸痛　可适当转移患者的注意力，必要时遵医嘱给予镇痛药物。

3. 粒子迁移或排出　若发现粒子排出应立即将其夹起，放在铅制罐内交由医护人员处理。

4. 肺栓塞　若突然出现呼吸困难、发绀、咳嗽、胸痛等不适时，立即告知医护人员给予紧急处理。

放射治疗前皮肤有哪些准备?

1. 向患者解释保护照射野皮肤对预防放射性皮肤反应的重要性。

2. 保持照射野皮肤的标记线清晰,切勿洗掉照射野标记,如发现标记不清楚应及时找医生或技师描画。

3. 嘱患者穿棉质、开衫、宽松的内衣。

4. 照射野皮肤禁用碱性肥皂、化妆品,禁用酒精等刺激性强的消毒剂,禁止冷敷、热敷,禁止剃毛发、做注射点,外出时防止强光直射,局部皮肤禁贴胶布。

 放射性皮炎如何分级?

目前国内采用美国肿瘤放射治疗协作组(RTOG)对急性放射损伤的分级标准。此标准是最有临床参考价值的放射性皮肤反应的诊断标准。

1. 0级 基本无变化。

2. Ⅰ级 出现水疱、淡红斑。毛发易脱落,出现干性脱皮,出汗量减少。

3. Ⅱ级 皮肤有胀痛感,明显红斑,片状湿性脱皮,中度水肿。

4. Ⅲ级 除皮肤褶皱处之外的融合性湿性脱皮,重度水肿。

5. Ⅳ级 溃疡、出血、组织坏死。

 放射治疗期间出现的不良反应有哪些?

1. 全身反应 表现为一系列的功能紊乱与失调,如精神不振、食欲下降、身体虚弱、疲乏、恶心,呕吐、食后胀满等。

2. 局部皮肤反应 皮肤干性反应表现为皮肤瘙痒,色素沉着及脱皮,能产生永久性浅褐色斑。皮肤湿性反应表现为照射部位湿疹、水疱,严重时可造成糜烂、破溃。

3. 放射性食管炎 在纵隔放疗中很常见。一般在放疗开始后2～3周开始出现,临床表现为吞咽疼痛。急性放射性食管炎是放射线导致食管黏膜损伤,食管的屏障保护功能下降、出现炎症所致。一般采取对症处理,同时嘱患者进食软食,避免酸、辣刺激或过热、硬的食物。晚期食管反应表现为食管狭窄、溃疡、穿孔或形成瘘管。

4. 放射性肺炎 急性放射性肺炎是放射治疗肺癌时较多见而且危险较大的

并发症。放射性肺炎的形成与受照射面积的关系最大，与剂量及分割也有关。机体因素、个体差异、有无慢性肺疾病等也与放射性肺炎的发生有一定关系。放射治疗中联合应用抗癌药物不当可促使放射性肺炎的发生。急性放射性肺炎的症状与体征与一般肺炎无特殊，如咳嗽、咳痰、发热、胸痛、气短等。查体可以发现啰音，但症状轻重不一。急性放射性肺炎主要是用抗生素、肾上腺皮质激素、支气管扩张药等治疗，必要时可给予对症治疗如给予氧气吸入等。

5. 放射性脊髓病　在脊髓耐受剂量限值内很少发生，发生的也常为一过性的脊髓损伤，在放疗结束后或数月后出现。临床表现为患者低头时出现背部自头侧向下的触电感，放射到双臂。

6. 臂丛神经损伤　常见于上肺立体定向放射治疗（SBRT），肺尖癌、锁骨上区淋巴结转移的高剂量照射后。

7. 心脏损伤较少见　多为心包炎。当照射 4281cGy 时心脏并发症为 6.6%，化疗可以增加心脏并发症的发生。

肺癌放疗并发症如何护理？

大咯血、喉头水肿窒息、急性放射性肺炎。

1. 大咯血　常见于肺及上呼吸道肿瘤行放疗患者，一旦发生应采取以下措施：

（1）患者去枕平卧位，头偏向一侧，避免翻动患者。

（2）遵医嘱应用镇咳、止血药物。

（3）床旁备气管切开包，如发生窒息可行气管切开术。

（4）密切观察生命体征变化。

2. 喉头水肿窒息

（1）取半坐卧位。

（2）快速高流量吸氧。

（3）在严密观察下静脉滴注激素及抗生素，地塞米松 5 ~ 10mg 或氢化可的松 100 ~ 200mg 加入 10% 葡萄糖注射液中静脉滴注。

（4）可给予脱水药，如 50% 葡萄糖 40 ~ 60ml 静脉注射或 20% 甘露醇 250ml 静脉滴注。

（5）随时准备行气管切开。

3. 急性放射性肺炎

（1）停止放疗。

（2）卧床休息，给予高热量、高蛋白质、易消化饮食。

（3）对高热者给予物理或药物降温。

（4）剧烈咳嗽者可以遵医嘱应用镇咳药。

（5）给予抗生素、激素、维生素治疗。

 小细胞肺癌如何进行综合治疗？

1. 小细胞肺癌占所有肺癌的 15%~20%，恶性程度高，倍增时间短，转移早而广泛，对化疗、放疗敏感。在显微镜下小细胞癌细胞排列紧密，癌细胞体积小，有些像淋巴细胞的形态，细胞核占整个细胞的大部分，胞质很少。

2. 临床上肿瘤一般为中心型病变，肿瘤大常压迫周围组织器官，病情发展快，但对化疗药物和放射治疗非常敏感，治疗几次肿瘤就会缩小。但初步取得的疗效并不代表能治愈，肿瘤很快出现淋巴结或内脏器官远处转移，所以长期生存率仍然很低，患者预后不良。

3. 对小细胞肺癌的治疗需要化疗和放疗的综合治疗，为了预防脑转移，对取得肿瘤完全消退的患者建议进行预防性全脑照射，以进一步提高长期生存率。由于新化疗药物近年来不断进入临床，药物治疗在小细胞肺癌治疗中占有重要地位。目前，国内外指南均把依托泊苷和顺铂或卡铂两药联合化疗作为治疗的首选方案，也是标准的治疗方案。单纯化疗后疗效达完全缓解 40%~60%，所以必须结合放疗进一步提高疗效。

 小细胞肺癌在什么情况下需要做预防性全脑照射？

1. 小细胞肺癌的临床特点之一是容易发生远处转移，而且在病程的早期出现。脑是小细胞肺癌最常见的转移部位，发生率约 40%。在生存 2 年以上的患者中脑转移增至 60% 左右，尸检后发现，脑转移发生率高达 75%~80%。

2. 一旦出现脑转移，患者的病情急转直下，生命的预期为 6~12 个月，且生存质量差，表现为语言不能表达、行走不便、大小便不能控制，头痛、恶心、呕吐更是常见的症状。

3. 治疗后肿瘤完全消退的患者建议行预防性全脑照射，预防性全脑照射的疗效明显，能提高 3 年生存率 5.4%，脑转移的风险下降 54%，死亡的风险下降 16%。但脑组织受照射后也可能产生一系列不良反应，最常见的症状有记忆力衰退、智力下降、行动迟缓、语言表达迟钝、肢体活动无力、动作不协调及性格改变比较明显，也可有乏力、头晕、头昏、失眠等症状。

肺癌脑转移的治疗方法有哪些?

1. 无论是小细胞肺癌或非小细胞肺癌，脑转移是最常见的远处转移部位之一。肺癌脑转移的临床表现以神经系统症状最为常见。如颅内压增高引起的头痛、恶心、呕吐、视力障碍，也有定位神经症状如手足不能活动、言语不利、半身瘫痪、癫痫。有时患者根本没有任何症状，但常规分期检查时发现已经有脑转移。

2. 诊断肺癌脑转移时一方面对颅内病变要明确，是单个病灶还是多发病灶、每个转移灶的大小、周围脑水肿是否严重、对脑脊液循环是否造成障碍、脑室系统是否扩大，以及转移瘤灶在颅内的位置是在大脑实质内还是在脑干、脑膜上，这些问题对治疗手段的选择有重要的影响。另一方面，对患者肺部肿瘤和全身情况也要诊断清楚。肺癌是什么病理分型，除了颅内转移外其他部位是否也有转移灶，肺部病变的大小、纵隔淋巴结的大小、是否有胸腔积液等问题都要明确。

3. 肺癌脑转移症状为首发表现的肺癌约有 5% 的患者可以生存 5 年。对于单个颅内转移病灶可以手术切除，也可以做立体定向放疗（X 刀、γ 刀），对于转移灶在 5 个以下者可以选择立体定向放疗，肿瘤小于 3cm，选择 γ 刀放疗，肿瘤大于 3cm 者，可选择 X 刀放疗。若患者有 5 个以上转移灶，建议行全脑放疗。放疗时可能引起脑水肿加重，颅内压进一步增高，因此用地塞米松和甘露醇静脉滴注是必须应用的治疗措施，使患者症状减轻，预防脑疝的发生。单个病灶用手术切除后，尚需用全脑放疗巩固疗效，预防复发。

 肺癌骨转移的诊断方法有哪些?

1. 骨转移是肺癌常见的远处转移部位，40%~50% 的患者是在病程中发生骨转移的。骨髓中的红骨髓血流丰富且缓慢，使癌细胞停留在骨髓中，最终形成转移灶。肺癌患者骨转移，第一为肺腺癌（41%），第二为小细胞肺癌（39%），第三为鳞癌（23%）。

2. 主要侵犯的骨骼是扁平骨，如脊椎骨、骨盆、肋骨、头颅骨等，肱骨、股骨也比较常见。临床主要症状是疼痛，骨转移引起的疼痛在晚上加重，影响睡眠，有的患者发生骨折活动受限，体位稍有不平衡就引起剧烈疼痛，也叫爆发痛，患者十分痛苦，消耗明显。但也有少部分患者已经有了多处骨转移病变但没有疼痛主诉，或者仅仅是全身不适而已，约占 20%。

3. 肺癌患者无论有否疼痛都要检查是否存在骨转移，国内外肺癌诊疗指南都要求医生这样做。目前，诊断肺癌骨转移临床上常用的方法有 X 线平片、放射性核素扫描、CT 和磁共振检查。检查血碱性磷酸酶、血钙、尿钙也有一定参考价值。

 肺癌骨转移的诊断方法有哪些优缺点?

1.X 线平片　最常用也是非常经济的方法，检查可以发现病变大于 1cm，脱钙 50% 的骨病灶。有助于检测溶骨性骨转移部位骨髓质和骨皮质破坏的程度，也可用于证实其他影像学的发现，但对于没有骨破坏的转移灶灵敏度低。

2. 核素全身扫描　是诊断骨转移常用的方法之一，核素在转移病灶形成浓聚，优点是检查比较敏感，对全身骨骼一次检查完毕，尤其对早期病变敏感性也较高，可以发现早期、多发转移或症状不明显病变的转移灶。但是存在的不足是有一定比例的假阳性和假阴性。核素扫描主要与破骨有关，对溶骨性小病灶可造成假阳性，对于肿瘤发展缓慢的病变易造成假阴性。而对于老年性骨代谢异常及非肿瘤灶骨吸收骨扫描出现假阳性，如老年性骨质疏松症、骨刺形成、良性骨关节炎等疾病也有核素浓聚。骨扫描的假阳性率和假阴性率均为 10%~20%，在解释扫描结果时必须慎重，必要时再做磁共振检查来证实。

3.CT 检查　对肺癌骨转移的诊断比 X 线灵敏。能发现早期骨质破坏，一般无假阳性，但难以发现跳跃性椎体转移灶。

4.MRI 检查　MRI 对肺癌骨转移的诊断高度敏感。肺癌疑有骨转移者应常规行骨显像检查，对多发性且明显放射性浓聚者判断为骨转移，而对于单发浓聚者采用 X 线平片或 CT 进一步证实，而多发性浓聚不太明显者采用 MRI 检查。

 肺癌骨转移放射治疗效果如何?

放射治疗对于孤立性骨转移灶在肺部病灶经化学治疗控制、稳定后可给予大剂量、短疗程的放射治疗，起到缓解疼痛并杀灭癌细胞、控制病灶发展的作用。约 50% 的患者在放射治疗后疼痛可完全缓解，约 75% 的患者疼痛可显著减轻，起效时间一般在放射治疗 2 周左右。对于骨转移部位较多，一个小野照射无法把病变都包括在内的可以使用大面积或半身照射，大野或半身照射一般 3 ～ 5 次，每次 3 ～ 4Gy，疼痛缓解为 90%。但是照射野越大放射治疗的反应也越大，上半身照射可导致放射性肺炎，下半身照射消化道反应重，所以在行放射治疗计划时一定要综合评定患者身体的一般状况。

放疗结束后如何进行健康指导?

1. 指导患者均衡营养、清淡饮食,注意口腔及皮肤卫生。充分休息、适当运动、增强机体的免疫力。

2. 注意照射野皮肤的保护、皮肤破溃者及时就医、换药等。

3. 结合疾病治疗情况,指导患者进行功能锻炼。

4. 嘱患者定期复查、随访,一般在放疗后 1~2 个月应进行第一次随访,2 年内每 3 个月随访一次,2 年后 3~6 个月随访一次,及时了解肿瘤控制的情况及有无放疗的后期反应。

 放疗期间如何进行饮食指导?

放疗期间或放疗后出现照射反应可以导致津液耗损、口干舌燥、舌红少苔,应食用滋阴生津之品,如绿茶、藕汁、梨、萝卜汁、枇杷、绿豆汤、西瓜汁、甘蔗汁、杏仁、无花果、蜂蜜、海参、鲫鱼等,可进清淡、易消化、少油的半流质饮食,如鱼片粥、藕粉、面条等,也可用沙参、麦冬、玉竹、大枣,水煎服。禁忌辛辣、油腻的食物如辣椒等。

 肺癌放疗引起的放射性肺炎有哪些护理措施?

放射性肺炎表现为胸闷、憋气、干咳、发热,护理上要注意观察呼吸道症状,给予吸氧,嘱患者卧床休息,并遵医嘱给予激素及抗生素等治疗。发热时监测体温,鼓励患者多饮水,必要时遵医嘱给予退热药物。

 肺癌放疗引起的放射性食管炎有哪些护理措施?

放射性食管炎表现为吞咽困难,胸骨后疼痛。护理上要注意告知患者进食高营养半流食或流食,饭前可口含生理盐水＋利多卡因＋地塞米松溶液,缓慢下咽,以减轻食管不适症状。

第五章

肺癌的靶向治疗

 什么是肿瘤分子靶向治疗?

在肿瘤分子生物学和细胞学的基础上,利用肿瘤组织或细胞所具有的特异性(或相对特异性的)结构分子作为靶点,使用某些能与这些靶分子特异结合的抗体、配体等达到直接治疗或导向治疗目的的一大类治疗手段。

就目前而言,靶向治疗还不能完全替代化疗,但是靶向治疗是肿瘤综合治疗中强有力的一个重要手段。

肿瘤分子靶向治疗相较于化学、放射治疗具有较好的分子和细胞的选择性,能高效并选择性地杀伤肿瘤细胞,减少对正常组织的损伤。

 化疗药物和分子靶向药物作用的特点是什么?

化疗药物作用的靶点是人体细胞的 DNA、RNA 或蛋白质,选择特异性差,治疗效果差异性大,常出现消化道和造血系统的不良反应。肿瘤分子靶向治疗的作用靶点是人体细胞特定蛋白质分子、核苷酸片段,选择特异性强,治疗效果明显,少有消化道和造血系统不良反应,但有皮疹等独特反应。

 当前的肿瘤分子靶向治疗的特点是什么?

只针对癌细胞,没有化疗常见的副作用,很少引起患者脱发、恶心、呕吐等不良反应。患者可以在家中口服药物治疗,不需住院,从而解决了很多患者生活上的困难,安全性比较好。

 肿瘤分子靶向治疗药物对所有肿瘤细胞的治疗都相同吗?

不同阶段、不同种类肿瘤细胞的靶向治疗是不同的,针对各阶段分类性诊断指标而选择不同的靶向药物，可以提高治疗的疗效，减轻不良反应。

 肿瘤分子靶向治疗适用于哪些情况?

1. 一线化疗失败的患者可以用靶向治疗进行二线治疗。

2. 对那些不能做化疗、不愿意接受化疗的患者可以当做一线治疗。

3. 高龄患者，目前术后辅助化疗，一线靶向治疗，化疗与靶向治疗互补。

4. 跟其他靶向治疗药物相结合，多靶点结合会更好。

 肺癌常用的肿瘤分子靶向治疗药物有哪几类?

主要有六类：EGFR（Her-1）抑制剂，VEGF 抑制剂，PDGFR/multiple 激酶抑制剂，抗 Her-2 抗体，RAR 激动剂。

1.EGFR（Her-1）抑制剂类药物　主要有吉非替尼、厄洛替尼、西妥昔单抗等药物。

（1）厄洛替尼是一个 EGFR 抑制剂，常应用于局部晚期或转移的非小细胞肺癌的二线治疗，疗效与吉非替尼相近。

（2）西妥昔单抗是一个重组的人鼠嵌合的抗 EGFR 单克隆抗体，可以阻断 EGF 和 TGF-α 与 EGFR 结合，与化疗联合在治疗肺癌方面具有一定疗效。

2.VEGF 抑制剂类药物　主要有贝伐珠单抗、范德他尼、沙利度胺等药物。

（1）贝伐珠单抗是全人源化的抗 VEGF 单克隆抗体，结合 VEGF，抑制血管生成。与化疗联合治疗晚期非小细胞肺癌可改善生存，主要用于非鳞癌、无脑转移的非小细胞肺癌患者。

（2）范德他尼是小分子多靶点 TKI，可抑制 VEGER 酪氨酸激酶，大剂量也可抑制 EGFR 和 RET 酪氨酸激酶。可与化疗联合治疗晚期非小细胞肺癌。

（3）沙利度胺可抑制 VEGF 和 bFGF 引起的新生血管形成，还可抑制 TNF-α，可用于联合放疗或化疗，治疗晚期和转移性非小细胞肺癌。

3.PDGFR/multiple 激酶抑制剂类药物　主要有索拉非尼、苹果酸舒尼替尼等药物。

4. 抗 Her-2 抗体类药物　主要有曲妥珠单抗、帕妥珠单抗等药物。

5.RAR 激动剂的药物　贝沙罗汀是一种视黄酸受体。

6. 重组人血管内皮抑制素　联合 NP 化疗方案用于治疗初治或复治的 Ⅲ/Ⅳ 期非小细胞肺癌患者。

吉非替尼和厄洛替尼的异同点有哪些?

两药作用的位点、机制非常相似，但是又有所区别。从使用的经验来讲，吉非替尼在我国最早上市，而白种人使用该药效果较差，但厄洛替尼对黄种人和白种人效果均可。

1. 吉非替尼 250mg，1 次 / 日口服，于餐后 1h 温开水 100ml 送服。在使用吉非替尼过程中，不使用抑制胃酸药物，直到肿瘤进展或因不良反应不能耐受而终止治疗为止。

2. 厄洛替尼 150mg，1 次 / 日口服，至少在进食前 1h 或进食 2h 后服用，持续用药直到疾病进展或出现不能耐受的毒性反应。

 如何确定肺癌靶向治疗药物的适用人群?

首先，要根据临床研究的证据来作为靶向获益人群的指针，如亚洲人、不吸烟、腺癌，尤其是肺泡细胞癌，从中获益的比例较高。其次，在晚期肺癌二线或者三线的情况下，可以根据患者的经济情况来选择靶向治疗。对于一线患者，以及体力状况较差的、或者高龄的患者，如果不能做化疗，可以直接使用靶向治疗。

 鳞癌患者可否行靶向治疗?

鳞癌选择靶向治疗成功率非常低。在化疗无效的情况下可以做靶向治疗的基因检测，如果检测有突变，推荐使用靶向治疗，如无突变，通常不推荐这类患者使用。

 皮肤的不良反应多见于哪些靶向药物?

皮肤的不良反应常见于吉非替尼、厄洛替尼、西妥昔单抗、帕妥珠单抗、索拉非尼、舒尼替尼等药物。

不良反应表现为痤疮样皮疹、皮肤干燥、瘙痒、甲沟炎、头发异常、黏膜炎及面部毛发增多，在这些不良反应中，最常见的是痤疮样皮疹。

痤疮样皮疹有什么特征?

痤疮样皮疹的特征是脓包性皮疹，没有白色或黑色的粉刺头，在红斑的基础上伴皮肤瘙痒。常出现在皮脂腺丰富的区域，如头皮、脸部、上躯干，严重时可影响到皮肤的其他部位。

发生时间一般在靶向治疗用药后 1 周出现，3 ~ 5 周达到最严重程度，停药 4 周内皮疹基本消失，但继续用药后会再出现。

 如何对靶向治疗致皮肤不良反应的患者进行心理护理?

皮肤反应让患者产生不适感，有的还可影响容貌，会产生一定的心理压力。护士应多与其进行交流，了解患者的心理状态，有针对性地给予心理疏导，并强化社会支持力，增强战胜疾病的信心。在进行知识宣教方面，护士要指导患者采取正确的防治措施，告知患者发生皮肤不良反应多数为轻、中度，对症处理后可多缓解，无须停药，以消除患者的顾虑。

 如何预防靶向治疗致皮肤不良反应的发生?

1. 减少日晒时间，注意避光，外出尽量戴有边缘的帽子、穿长袖衣服，暴露处皮肤建议使用 SPF > 15 的广谱防晒用品。

2. 每天保持身体清洁，勿使用碱性和刺激性强的洗漱用品，沐浴后涂抹温和的润肤露、维生素 E 软膏，以避免皮肤干燥。

3. 穿着透气性好的鞋，每日温水泡足。

4. 如有手足癣或趾甲倒刺等情况，应提前给予治疗。

 如何观察皮疹、皮肤瘙痒的患者?

观察皮疹发生的部位、范围、性质、严重程度等，皮疹多见于面部、颈部、前胸、后背、严重者可扩散至四肢，伴瘙痒。发生皮疹后，要及时观察皮疹有无消退、新发情况，注意有无脱屑、水疱、多囊疱或脓疱、发热情况，并将每次情况进行对比，及时报告医生，以便医生调整局部和全身用药。

皮疹患者如何治疗?

1. 伴有瘙痒的患者可口服或局部应用抗组胺药,如氯苯那敏、氯雷他定等药物,加维生素 C 效果会更好,也可局部涂抹炉甘石洗剂等。

2. 出现疼痛时可适量给予布洛芬缓解疼痛。

3. 若局部皮肤发生感染,应联合抗生素给予治疗。

4. 若出现 3 级皮肤不良反应,应暂停治疗,待症状控制后再考虑服用靶向治疗药物。如出现 4 级皮肤不良反应,应终止靶向治疗。

 哪些靶向药物导致手足皮肤反应?

主要是多激酶抑制剂索拉非尼和舒尼替尼。

手足皮肤反应的特点:

1. 影响手足的一系列症状,包括麻木感、烧灼感、红斑、肿痛、皮肤变硬或起茧、起疱、发干、脱屑、皲裂等。

2. 通常是双侧的。

3. 症状同时或接连发生。

4. 手足的受力区往往症状更重。

5. 通常出现在靶向治疗的前 6 周,尤其是前 1 ~ 2 周。

6. 在整个治疗过程中,症状逐渐减轻。手足皮肤反应根据严重程度可分为 3 级。

 手足皮肤反应的护理措施是什么?

见表 5-1。

 甲沟炎的护理措施是什么?

EGFR 抑制剂吉非替尼和厄洛替尼可能会导致甲沟炎。

甲沟炎的护理措施见表 5-2。

表 5-1　　手足皮肤反应的分级护理

分级	特点	护理措施
1级	麻痹、感觉迟钝、感觉异常、麻木感、无痛肿胀、手足红斑或不适，但不影响日常生活	1．日常生活中，尽量减少手足的摩擦，穿宽松透气的鞋，垫能减震的鞋垫，不要进行激烈运动和体力劳动 2．减少手足接触热水和高温物品，避免消毒液、洗涤剂等的刺激 3．保持手足皮肤的润滑，每日温水浸泡手足后涂抹温和的润肤露，保持皮肤的湿润 4．避免日光暴晒，外出涂抹防晒霜 5．必要时在医生指导下使用抗生素或抗真菌药物进行治疗 6．避免辛辣刺激性的饮食，多食蔬菜水果等高维生素饮食 7．注意观察手掌和脚掌的变化
2级	伴疼痛的手足红斑和肿胀，和（或）影响日常生活的手足不适	1．同1级手足皮肤反应的护理 2．出现皮肤疼痛时可局部使用外用麻醉药 3．如需使用表皮生长因子受体抑制剂，至少1周内的靶向治疗药物减少50%，甚至可延长至1个月，直至皮肤反应为1级或消失，才可恢复原来治疗剂
3级	手和（或）足湿性脱屑、溃疡、水疱或严重的疼痛使患者不能工作或进行日常生活的严重不适。痛感强烈，皮肤功能消失。此级反应较为少见	1．靶向治疗中断至少1周直至皮肤反应为1级或消失，重新使用靶向药物时，剂量要缩小至原剂量的一半 2．如果皮肤毒性不再发生，可以逐步增加靶向治疗药量，直到达到药物的标准剂量

61

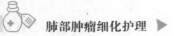

表 5-2　甲沟炎的护理措施

分级	特点	护理措施
Ⅰ级	指甲脱色、皱褶、点浊	指导患者注意保持手足的清洁，避免接触碱性皂液或刺激性液体，勿挤压甲床周围，穿透气性好的鞋袜，不需特殊处理
Ⅱ级	指甲部分或完全脱落，甲床疼痛	用碘伏浸泡甲床破溃处，再用氧化锌软膏涂抹患处，每天数次，同时口服抗生素治疗
Ⅲ级	症状影响正常生活，有继发感染	常出现脓血积于甲下不能排出，可局部切开排脓，加强换药，抬高患肢，并使用抗生素，以促进炎症消退

 靶向药物导致的皮肤干燥瘙痒如何护理？

EGFR 一类药物治疗几周以后，约 35% 的患者在上、下肢会出现皮肤干燥和瘙痒，甚至发展为皮脂缺乏性湿疹，这种情况在老年患者中发生率较高。

出现皮肤干燥瘙痒时应避免使用肥皂，缩短淋浴时间，尽量使用温热水，经常涂抹无酒精成分的润肤露、橄榄油等，如果有皮脂缺乏性湿疹则要间歇性地局部涂抹皮质类固醇。

 间质性肺病有什么临床特点？

靶向治疗导致呼吸系统不良反应主要是间质性肺病和呼吸困难，但发生率很低。

间质性肺病是一组主要侵犯肺泡上皮细胞、肺微血管内皮细胞、基底膜以及肺内血管及淋巴周围组织的疾病。

1. 运动性呼吸困难。
2. 胸片呈双侧弥漫性间质性浸润。
3. 限制性通气功能障碍和弥散功能下降。
4. 组织病理特征为间质性的炎症和纤维化的改变。
5. 影像学表现是双肺弥散性病变，纹理粗乱，呈毛玻璃状。

间质性肺病如何护理?

1. 心理护理 加强心理疏导，鼓励患者积极接受治疗，增强其战胜疾病的信心。

2. 一般护理

（1）密切观察患者的生命体征、呼吸道症状，监测血氧饱和度，进行血气分析。给予半卧位或端坐位，持续吸氧，遵医嘱调节氧流量。出现呼吸窘迫症状时及时给予无创正压通气，改善氧饱和度。并做好定时翻身叩背，及时排痰，保持呼吸道通畅。

（2）用药护理：做好激素用药宣教，告知患者按时按量用药的重要性和突然停药的后果。

3. 出院随访 定期了解患者的情况，提供健康指导，提醒患者按时服药，如出现身体不适，立即返院治疗。

 呼吸困难如何分级?

根据严重程度分级，见表5-3。

表5-3 呼吸困难的分级

分级	特 点
1级	劳力性呼吸困难，可爬一段楼梯而无须停顿
2级	劳力性呼吸困难，不能无停顿爬一段楼梯或走100m路程
3级	呼吸困难影响日常生活活动
4级	静息性呼吸困难，需要插管或呼吸机通气
5级	严重呼吸功能障碍导致死亡

 呼吸困难如何护理?

1. 护理评估 在靶向治疗开始前应先了解患者是否有慢性支气管炎、高血压、冠心病等病史，是否有吸烟史，并对患者身体状况进行评分。治疗期间如出现呼吸困难，应根据症状进行分级，并予以相应的检查，及时明确病因、并给予处理。

2. 心理护理 部分呼吸困难是因为患者的恐惧心理而出现的,语言鼓励和善意的抚慰可以缓解症状。有些患者出现呼吸困难后对生命感到绝望,对死亡感到恐惧导致了症状的加重,医护人员应多与患者交流,家属多陪伴在身边,使其保持稳定情绪,增加安全感。同时,还要给患者提供一个安静的、空气清新的环境,保持室温在 18 ~ 22℃,定时进行空气消毒,以减少感染的发生。

3. 一般护理 护士可从患者体位、休息和活动、呼吸频率的监测、排痰、口腔护理、吸氧等方面进行护理。

(1)保持舒适的体位。

(2)合理安排休息和活动量,调整日常生活方式。在病情许可的情况下有计划地增加活动量和改变运动方式,如室内走动、室外活动、散步、快走、慢跑、太极拳、体操等,以提高肺活量和活动耐力。

(3)监测呼吸

①记录呼吸频率、深度及节律。

②观察血压、脉搏、体温、尿量和皮肤色泽等变化。

③保持呼吸道通畅。

④有意识地控制呼吸,如缓慢深呼吸、腹式呼吸,缩唇呼吸等。

(4)协助排痰:年老咳痰无力的患者要给予叩背排痰。将手掌微屈成弓形,五指并拢,成空心状,以手腕为支点,借助上臂力量有节奏地叩拍患者背部,注意力量适中。顺序是由外向里、由下向上,每一肺叶叩击 1 ~ 3min,2 ~ 3 次 / 日,避免在饭后 1h 内叩背。如叩背排痰效果不明显,可选择进行吸痰,以缓解呼吸道阻塞症状。

(5)口腔护理:严重呼吸困难者往往张口呼吸,导致口腔干燥不适,应鼓励患者多喝水,在使用含有激素的吸入药物后及时漱口,必要时给予朵贝尔液等漱口,保持口腔清洁湿润、预防感染。

4. 体位护理 采取坐位或半卧位,抬高床头 30° ~ 75°,以利于患者呼吸,避免穿紧身衣或盖厚被子而加重胸部压迫感。床上可放一个小桌,以便于患者进食或伏案休息。如夜间发生阵发性呼吸困难应迅速给予端坐位,两腿下垂,可缓解症状。

5. 吸氧护理 呼吸困难的患者应给予持续的氧气吸入,供氧量一般为 2 ~ 3L/min,阻塞性肺气肿的患者以 1 ~ 2L/min 持续吸氧为宜。定期查血气分析,并根据二氧化碳分压和氧分压调整氧流量,对二氧化碳潴留的患者避免高流量给氧。

靶向药物致心脏毒性反应的临床表现是什么?

临床表现是心脏舒张或收缩功能异常、心律失常、心肌炎、心包炎及心力衰竭等。

心脏毒性根据左心室舒张和收缩功能异常情况，分为5级。

1级：心脏毒性无症状，检查时可发现，无须治疗，在静止时射血分数为50%～60%，收缩分数是24%～30%。

2级：心脏毒性无症状，但需治疗，在静止时射血分数为40%～50%，收缩分数是15%～24%。

3级：心脏毒性症状性充血性心力衰竭，对治疗有反应，射血分数为20%～40%，收缩分数是15%。

4级：心脏毒性反应：难治性充血性心力衰竭，治疗效果差，需左室辅助装置或心脏移植等治疗，射血分数＜20%。

5级：心脏毒性反应：严重心脏功能障碍可致死亡。

 心脏毒性反应如何护理?

1. 护理评估与监测

（1）治疗前评估患者易感性和心功能，主要了解患者年龄，既往有无心血管病史、蒽环类药物治疗史及胸部放疗史等，并进行心电图、超声心动图等检查，评判心脏功能。

（2）治疗期间要密切观察患者有无与心功能异常相关的症状，监测心率、节律变化，进行体格检查。

（3）在治疗间歇期及停药后，仍需定期进行心电图检查，观察有无心脏毒性反应的发生。

2. 护理措施

（1）生活护理：改变吸烟、饮酒、高盐饮食、高胆固醇等不良生活习惯，进行适当的体育锻炼，如慢走、打太极等。

（2）指导患者用药：靶向药物引起的心脏毒性反应的治疗一般遵循内科治疗原则，使用血管紧张素转化酶抑制药、利尿药、β受体阻滞药等药物，用药期间应观察患者出入量、血压和电解质情况。

（3）心力衰竭的护理：如出现心力衰竭时护士应密切观察患者病情变化、记录生命体征，并根据患者心功能分级安排作息，必要时吸氧，避免患者劳累、情绪激动等情况，遵医嘱给予抗心力衰竭的药物及极化液，输液速度不宜过快。

（4）心律失常的护理：患者卧床休息，取高枕卧位、半卧位或其他舒适卧位，保持病室安静、温度适宜。监测心率、心律等情况，给予心电图或动态心电图检查，伴气促患者给予吸氧，遵医嘱给予抗心律失常药，观察用药后反应。

 什么是口腔黏膜炎？

口腔黏膜炎是指肿瘤治疗引起的口腔黏膜炎症，典型表现是萎缩、肿胀、红斑、溃疡。舒尼替尼、索拉非尼、吉非替尼、厄洛替尼、西妥昔单抗等药物可引起口腔黏膜炎。

口腔黏膜炎可分为四度：

1. Ⅰ度　口腔黏膜出现红斑、疼痛。
2. Ⅱ度　口腔黏膜出现红肿、溃疡，但患者能正常进食。
3. Ⅲ度　口腔黏膜出现溃疡，患者能进流质饮食。
4. Ⅳ度　口腔黏膜出现溃疡，患者不能进食。

 口腔黏膜炎如何护理？

1. 护理评理与监测

（1）治疗前的护理评估：根据国际口腔肿瘤协会（ISOO）提出的口腔护理规程和评估，对患者的口腔情况进行评估，并做好口腔卫生的相关教育。

（2）治疗期间的评估和监测：根据口腔黏膜炎分级标准定期评估患者口腔情况，出现严重口腔黏膜反应需进行治疗。

（3）治疗间歇期或停药后：指导患者继续关注口腔情况，做好口腔基础卫生。

2. 护理措施　见表5-4。

3. 饮食指导　指导患者进食高蛋白、高维生素、清淡易消化饮食，少食多餐，可缓慢进食温凉流质饮食，多食新鲜水果、蔬菜，避免刺激性、粗糙、辛辣食物及饮料，以减少对口腔黏膜的刺激。

表 5-4 口腔黏膜炎的护理措施

分级	护理措施
I 度	加强口腔基础护理和健康教育，使用软毛牙刷刷牙，用生理盐水、0.02% 呋喃西林溶液、5% 碳酸氢钠溶液、1% 过氧化氢溶液漱口，多喝菊花茶、莲子心茶、绿豆粥等。必要时还可给予肌内注射维生素 B_2 等药物预防口腔黏膜炎的发生
II 度	在 I 度黏膜炎护理措施的基础上，对有疼痛感觉的患者可适当给予生理盐水＋地塞米松＋利多卡因溶液漱口，每日 4～6 次。同时嘱患者进食温凉饮食，避免粗糙辛辣刺激性饮食
III 度	在 II 度黏膜炎护理措施的基础上，给予抗感染治疗，并加强口腔护理，3 次／日。可先用 1%～3% 过氧化氢棉球清洁口腔，再用亚叶酸钙漱口液漱口，促进口腔黏膜的修复
IV 度	在 III 度黏膜炎护理措施的基础上，加大含漱口腔的次数，行积极的抗感染治疗，给予鼻饲饮食或静脉高营养治疗

 靶向治疗会引起消化道不良反应吗？

靶向治疗有可能引起消化道不良反应，但反应一般较轻，主要表现为恶心、呕吐和腹泻。引起消化道不良反应的主要药物有吉非替尼、厄洛替尼、西妥昔单抗、曲妥珠单抗、拉帕替尼、索拉非尼、舒尼替尼、贝伐珠单抗等。

恶心、呕吐的分级：

1. 0 级　无恶心、呕吐。
2. I 级　有轻度恶心，不影响进食和日常生活。
3. II 级　有恶心，短暂性呕吐，影响进食和日常生活，每日呕吐 3～5 次。
4. III 级　呕吐频繁需要治疗，患者因恶心、呕吐而卧床，每日呕吐 5 次。
5. IV 级　呕吐难以控制。

消化道反应如何护理?

1. 恶心、呕吐　从护理评估、饮食护理、环境和舒适护理、治疗护理四方面进行护理。

（1）护理评估：在治疗前评估胃肠功能，在治疗中全程监测，留意出现的脱水症状和体征，如黏膜干燥、尿量减少、低镁血症、低钾血症等电解质异常，根据反应程度可考虑减少靶向治疗用药剂量，同时进行血液检验评估体液和电解质情况。

（2）饮食护理：根据饮食口味，注重食物色、香、味，调节饮食结构，以增加食欲。嘱患者进食清淡易消化营养丰富的饮食，温热适中，少食多餐。避免辛辣刺激的食物，多食蔬菜、水果，并进行适当的活动。对恶心、呕吐严重无法进食的患者，可进行静脉高营养治疗，保证能量供给。

（3）环境和舒适护理：病室保持安静、舒适、整洁，定时开窗，保持空气新鲜无异味。帮助患者取舒适体位，适当做深呼吸、放松自我。可让患者看自己喜欢的电视或听音乐，分散对恶心、呕吐的注意力。呕吐后及时清理呕吐物，以减少视觉和嗅觉不良刺激。

（4）治疗护理：轻度恶心、呕吐可考虑使用甲氧氯普胺、地塞米松、苯海拉明联合应用提高止吐效果。症状较重时，可用5-羟色胺受体拮抗剂（格拉司琼、昂丹司琼、托烷司琼等）进行治疗。合理安排药物输注时间，观察用药后的镇吐效果。

2. 腹泻　从饮食指导与营养支持、治疗护理、肛周皮肤护理三方面进行。

（1）饮食指导和营养支持：指导患者选择易消化、低脂肪、高维生素、高热量的食物，少量多餐，避免刺激性、过敏性、过冷、过热、产气多的食物，注意对腹部的保暖，避免腹部按摩和压迫等机械性刺激。为患者提供整洁、舒适、安全的进食环境，避免污物、药物、异味的不良刺激和影响。严重腹泻可引起脱水和营养不良，应认真观察患者病情变化和各项电解质结果，并嘱患者适当饮用含钠液体，根据各项生化指标及时准确执行静脉补液医嘱。

（2）治疗护理：轻度腹泻可使用氟哌酸或思密达等药物。严重腹泻时，可考虑口服易蒙停，首次腹泻后服易蒙停 4mg，以后 2mg/4h，每日累计不超过16mg。保证准时按量服药，并密切观察大便的次数、颜色、性状、量及腹痛情况。如口服止泻药物无效，可选用生长抑素进行治疗。

（3）肛周护理：中重度腹泻患者往往会出现肛周皮肤红肿、糜烂、溃疡等，护理上要保持肛周皮肤清洁干燥，每次便后，使用柔软毛巾蘸温水轻轻擦洗，勤更换内裤、床单位等。为预防感染可给予 1 ： 5000 高锰酸钾溶液坐浴，并局部涂抹护臀霜，以保护局部皮肤黏膜。

 靶向治疗可能会引起血液系统不良反应吗？

靶向治疗可能会引起血液系统不良反应，主要表现为白细胞减少、血小板减少和贫血等。引起血液系统毒性反应的靶向药物主要有伊马替尼、舒尼替尼、达沙替尼、尼洛替尼、利妥昔单抗等。

1. 白细胞减少　轻度白细胞减少可无任何症状，中重度时患者可有疲乏、无力、头晕、食欲缺乏、体力下降等情况，患者有易感染倾向，感染部位以呼吸道、消化道、泌尿生殖系统、口咽部及皮肤等多见，严重者可发生败血症。

2. 血小板减少　患者常表现为皮肤淤点、紫癜、淤斑等，严重的还可导致内脏出血，如消化道出血、泌尿系统出血、颅内出血等。

3. 贫血　可表现出皮肤黏膜苍白、食欲下降、疲倦、乏力、头晕耳鸣、记忆力衰退、注意力不集中等，严重者可出现呼吸加速、活动后气促、心慌等。

 如何护理靶向治疗引起的过敏反应？

1. 过敏反应　表现为发热、药疹、寒战、气管痉挛、呼吸困难、甚至过敏性休克，靶向治疗过敏反应一般为轻度症状，重度反应在临床上较为罕见。发生过敏反应的靶向药物有利妥昔单抗、曲妥珠单抗、西妥昔单抗和吉妥单抗等。

2. 护理措施　出现发热、药疹时应给予停药或调整用药，嘱患者多饮水，注意保暖，并密切观察病情变化。发热如超过38℃时遵医嘱给予非甾体退热消炎药物、抗组胺类药物或糖皮质激素等治疗，注意补充体液。如出现面色苍白、血压下降、呼吸困难、全身冷汗等严重过敏反应时，应立即停止用药，给予吸氧、补液、心电监护及抗过敏、升压等抢救处理。

 如何护理水肿？

靶向治疗有可能会导致患者发生水肿，表现为周围性水肿、胸膜腔积液、心包积液、肺水肿、腹水及毛细血管渗漏综合征等。但发生率较低，重度情况较为罕见。甲磺酸伊马替尼、达沙替尼、舒尼替尼可能会致患者发生水肿。

1. 向患者说明水肿发生的原因及治疗方法，消除紧张焦虑情绪。
2. 密切观察水肿情况，并说明相关检查的注意事项，取得配合。

3. 穿刺引流的患者应密切观察穿刺过程中的病情变化及穿刺后的不良反应。

4. 准确记录出入量及体重变化，观察引流液的颜色、量及性状，腹腔积液的患者还应测量腹围并记录。

5. 出现呼吸困难的患者可取半卧位，给予持续低流量吸氧。

6. 下肢水肿的患者着宽松裤袜，经常抬高下肢，以利于静脉回流。

7. 密切观察水肿部位改变及消退情况，保持皮肤清洁干燥、床单位整洁，嘱勤翻身，预防压疮的发生。

8. 指导患者进食高蛋白、高热量、高维生素饮食，适量摄入糖和脂肪，并根据积液的量决定钠盐及液体的补充量。

第六章

肺癌的微创治疗

 什么是氩氦刀?

　　氩氦刀是世界上唯一同时兼具 –150℃超低温冷冻、介入热疗、200℃大温差逆转和免疫增强等多重效能的高新科技医疗系统。杀灭癌细胞更彻底有效。该技术属纯物理治疗，具有彻底摧毁肿瘤、治疗效果确切、治疗不导致癌细胞扩散、治疗过程微创无痛苦、恢复快、不损伤正常组织的优点。

 哪些疾病适合做氩氦刀?

1. 呼吸系统　肺癌、肺部良性肿瘤、咽喉部肿瘤、鼻息肉、鼻窦肿瘤。
2. 泌尿系统　前列腺增生肥大、肾脏肿瘤、肾上腺肿瘤。
3. 消化系统　恶性肿瘤、肝血管瘤、肝囊肿、胰腺癌、直肠癌。
4. 皮肤　皮肤肿瘤、血管瘤。
5. 骨骼系统　原发或转移的骨肿瘤。
6. 神经系统　颅内肿瘤、脊髓膜瘤、神经纤维瘤。
7. 肌肉系统　肌纤维瘤病、横纹肌肉瘤。
8. 生殖系统　会阴部肿瘤、宫颈癌、卵巢癌。
9. 其他　腹膜后肿瘤、脂肪肉瘤、眼部肿瘤、头颈部肿瘤、乳腺癌。

 氩氦刀有哪些禁忌证?

1. 双肺弥漫性癌肿。
2. 胸膜广泛转移伴大量恶性胸腔积液者。
3. 肺门肿块，穿刺冷冻不能避开大血管或段支气管，术后易合并大出血或呼吸衰竭者。
4. 肺功能严重受损者。

5.咳嗽剧烈，不能平卧或半卧位，难以配合。

6.全身状况差，恶病质状态，合并有较严重的心脏疾病，以及有出血倾向不能承受穿刺手术者。

氩氦刀治疗肺癌有哪些相关事宜？

1.治疗前

（1）血液检查：包括血常规、免疫检查、凝血功能。

（2）影像学检查：包括肺功能、肺部 CT 等。

（3）因氩氦刀术中使用镇静镇痛药物，可能会引起恶心、呕吐，为防止呕吐物被患者误吸或引起呛咳，所以在治疗前要禁食、禁水 2h。

2.治疗中　患者在进行氩氦刀治疗过程中如有治疗区疼痛、胸闷、想咳嗽等应及时告知医护人员。患者不能随意改变体位、活动肢体、咳嗽等，以避免引起不良反应。

3.术后

（1）热敷

①热水袋温度适宜，用干毛巾包裹，防止烫伤。

②间歇性热敷，热敷 15~20min，间歇 20min，以此类推，一般热敷 1~2h，不超过 4h。随时观察术区皮肤情况。

（2）发热

①术后出现不同程度的发热，多在 37~38.5℃，为肿瘤坏死物质的吸收热。

②体温低于 38.5℃时主要给予物理降温，如乙醇、温水擦浴；体温超过 38.5℃时医生会给予药物降温、局部冰敷等；在降温过程中由于患者出汗较多，应嘱患者多饮水，及时更换潮湿的衣被，以保持皮肤干燥、舒适，更换衣被时应注意保暖，避免着凉；对于年老体弱者，应遵医嘱严格控制用药剂量；物理降温或用药后要注意监测体温的变化。

（3）复查：一般无特殊不适症状 1 个月复查，如有不适及时就诊。主要复查内容：磁共振、血常规、肝肾功能、肿瘤标志物等。

氩氦刀治疗肺癌术后影响呼吸的护理有哪些？

1.关心患者，让患者放松，避免紧张情绪。

2.给患者调整舒适的卧位。

3.帮助患者调整呼吸，嘱其慢慢深呼吸。

4. 及时告知医护人员，给予氧气吸入。

 氩氦刀治疗肺癌术后出现气胸的护理有哪些?

1. 气胸的典型症状

（1）典型症状为突发性胸痛，继之有胸闷和呼吸困难，并可有刺激性咳嗽，这种胸痛常为针刺样或刀割样，持续时间很短暂。

（2）部分气胸患者伴有纵隔气肿，使呼吸困难更加严重，常有明显的发绀。

（3）血气胸：若出血量多可表现为面色苍白、冷汗、脉搏细弱、血压下降等休克征象，但大多数患者仅为少量出血。

2. 护理

（1）嘱患者卧床休息，给予吸氧。

（2）无明显胸闷、气急感，可自行吸收，无须处理。

（3）出现明显胸闷、气急感，胸部明显压迫感时，需立即行胸腔抽气或胸腔闭式引流。

（4）饮食

①严格戒烟、戒酒，不吃或少吃刺激性食物。

②给予含丰富蛋白质和维生素的饮食。

③患者吞咽困难时应给予牛奶、肉汁，进食要慢，取半坐卧位，必要时鼻饲。

 氩氦刀治疗肺癌术后咯血量增加怎么办?

1. 观察咯血的颜色，如是新鲜血要警惕。

2. 安慰患者，缓解患者紧张情绪。

3. 给予舒适体位，立即半卧位或仰卧头偏向一侧。

4. 清除口、鼻腔血性分泌物，保持呼吸道通畅。

 如何护理氩氦刀治疗肺癌后出现气胸、渗液?

气胸是氩氦刀手术治疗后最常见的并发症，肺肿瘤较大且靠近肺表面者，冷冻后可出现不同程度的气胸，同时与基础疾病、病变部位、反复穿刺也有关系。典型症状为突发性胸痛、刺激性咳嗽、胸闷、呼吸急促、呼吸困难等。

渗液较少者多无明显不适，可自行吸收，无须处理。大量积液可出现胸闷、气急，经胸部 X 线片定位后可行胸腔引流术。密切观察患者有无气促、胸部压迫感等症状。

 ## 如何护理氩氦刀肺癌术后咯血?

术后可发生少量咯血，主要是术中反复多次穿刺并冷冻支气管黏膜所致，一般在术后 1 周内停止，嘱患者不要紧张，并遵医嘱静脉输注止血药物，多在 3d 后咯血可停止。

1. 保持镇静，不要惊慌，协患者取卧位，头偏向一侧，鼓励患者轻轻将血液咯出，以避免血液滞留于呼吸道内。如已知病灶部位则取患侧卧位，以避免血液流入健侧肺内，引起窒息。

2. 避免精神紧张，给予精神安慰。

3. 咳嗽剧烈的大咯血患者，可适量给予镇咳药。

4. 密切观察患者的咯血量、呼吸、脉搏等生命体征变化。

5. 嘱患者大便时不要用力，以防咯血加重。

6. 如患者感胸闷、气短、喘憋，要帮助患者清除口鼻分泌物，保持室内空气流通，给予氧气吸入。若发生大咯血窒息，立即体位引流，取头低足高位（可将床尾抬高 45°），或侧头拍背。

 ## 什么是射频消融术?

射频消融是利用物理疗法使组织加热，达到杀灭癌细胞的温度以治疗恶性肿瘤的方法。

因为肿瘤细胞对热的耐受能力比正常细胞差，射频发生器产生的高频射频波通过插入肿瘤组织中的电极发出射频电流，再经辅助电极形成回路，通过周围组织中的分子摩擦和离子逸散而产热，局部温度可达 90 ~ 1000℃而导致肿瘤组织发生凝固性坏死。

 ## 射频消融术前应做哪些常规检查?

1. 血尿便常规检查。
2. 出凝血五项。

3. 肝功能及血清酶学检查。

4. 肿瘤标志物的检查。

5. 糖尿病患者测血糖。

6. 50 岁以上患者应查肝肾功能、心电图和胸部 X 线片检查。

7. 各种影像学检查。

8. 治疗当日患者禁食水 8h，建立静脉通道。

 射频消融术前有哪些注意事项?

1. 术前禁食水 4 ~ 6h。

2. 术前排空膀胱。

3. 若有咳嗽应告之医护人员，必要时遵医嘱给予镇咳药。

4. 保持皮肤清洁，注意保暖，防止感冒。

5. 术前更换病号服，去掉随身佩戴的饰品，把头发梳好。

 射频消融术后应注意什么?

1. 注意观察射频消融穿刺点敷料是否清洁、干燥，是否有无渗血，有异常及时告知医护人员处理。

2. 术后饮食注意

（1）多饮水。

（2）根据病情可给予高热量、高维生素、低盐低脂肪饮食。

（3）少食多餐，防止过饱。

（4）禁食易引起腹胀的食物，如豆类、奶制品等。

3. 保持大小便通畅，排便时勿用力。

4. 保证休息，适当活动，避免剧烈运动。

5. 保持心情愉快。

 如何护理射频消融术后会出现的症状?

1. 发热　主要是由于病灶炎症吸收所产生的吸收热，多数为低热，应多饮水，勤监测体温，必要时遵医嘱行静脉补充液体，给予物理降温（冰袋冷敷、乙醇擦浴）或者进行药物降温。

2. 胸痛　术后出现胸痛的原因是与壁层胸膜受刺激有关。

（1）缓解紧张情绪，给予舒适体位。

（2）听音乐、深呼吸、全身放松可缓解疼痛。

（3）疼痛难忍给予药物镇痛。

3. 咳嗽、咳痰

（1）适宜的环境可以充分发挥上呼吸道的自然防御功能，减少对呼吸道黏膜的刺激。

（2）每日饮水应在 1500ml 以上，充足的水分有利于维持呼吸道黏膜的湿润。

4. 呼吸困难

（1）协助患者取坐位或半卧位。

（2）遵医嘱吸氧。

（3）遵医嘱应用呼吸兴奋药、支气管解痉药、抗生素，注意观察用药后反应，以防药物过量。

5. 咯血

（1）稳定情绪，不要紧张。

（2）可取半坐卧位或者仰卧位头偏向一侧，避免引起误吸、呛咳。

（3）观察咯血的量、颜色，并根据咯血情况给予止血治疗。

6. 气胸

（1）患者卧床休息，可取半卧位。

（2）若感觉憋气明显应给予吸氧。

（3）少量气胸时可自行吸收，大量气胸时，需行胸腔闭式引流术。

 肺癌患者射频消融治疗有哪些注意事项?

1. 术前

（1）术前禁食水 4h。

（2）遵医嘱给予镇咳药物。

（3）术前做好个人卫生，更换干净病号服。

2. 术后

（1）注意观察穿刺点敷料固定是否牢固、清洁、干燥，有无渗血，有异常时要及时处理。

（2）术区伤口给予冰袋冷敷 2h。

（3）由于治疗中的高温作用使患者出汗较多，有明显的疲乏感，术后要保持床单位干燥，注意保暖，多饮水、适量补液。

（4）术后2h可进易消化的饮食，进高蛋白、高热量、高纤维素饮食，以提高机体抵抗力，利于疾病的恢复。

 肺癌射频消融术后有哪些症状？

1.气胸　是最常见的并发症，若出现胸闷、呼吸困难，立即报告医生做相应处理，多数不需要处理而自行吸收。中等或大量气胸可胸穿抽出气体或放置闭式引流，取半坐卧位，适当地深呼吸和咳嗽，以加速胸腔内气体的排出，清除气道内分泌物，促进肺复张，一般2～3d可吸收。

2.胸腔积液　少数有少量或中等量的胸腔积液，与胸膜受刺激有关，多可自行吸收。

3.发热　多饮水或物理降温，术后常规应用抗生素，1周左右可恢复正常。

4.胸痛　当肿瘤靠近胸壁，患者在术中会出现疼痛，主要与壁层胸膜受刺激有关，可遵医嘱给予镇静药对症处理。

5.咳嗽、咯血　与刺激支气管有关，指导患者做间断呼吸、吹气球有利于增加肺活量、清除分泌物又可防止肺不张。术后咯出的少量粉红色黏液性的物质是坏死肺组织。保持呼吸道通畅，及时遵医嘱予止血药，安抚情绪。

 粒子植入术治疗有哪些优点？

粒子植入全称为"放射性粒子植入治疗技术"，是一种将放射源植入肿瘤内部，让其持续释放出射线以摧毁肿瘤的治疗手段。每个粒子就像一个小太阳，其中心附近的射线最强，可最大限度降低对正常组织的损伤。

1.靶器官定位准确，不出血或少出血，最好的、准确的适形照射。

2.可采用多种植入方式（B超引导经皮穿刺、腔镜、手术中），满足不同患者的需求。

3.保证肿瘤靶区得到高剂量治疗，局部控制率高。

4.放射能量得到完全利用，正常组织损伤小，患者无痛苦。

5.周围正常组织得到保护，并发症低。

6.容易操作。

7.一次永久性植入，适形度高，避免重复照射的不准确性。

8.局部剂量高，肿瘤杀伤效果好，提高肿瘤治愈率和降低复发率。

9.持续低剂量照射利于正常组织的亚致死损伤修复，利于缺氧细胞的杀灭。

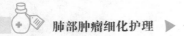

10.缩短治疗时间及住院时间。

 粒子植入术前需做哪些常规检查?

1.血常规、凝血功能、血生化、免疫检查。

2.心电图检查。

3.胸部 X 线片检查。

4.肿瘤病理检查。

 哪些患者适合做粒子植入术?

1.经病理诊断证实的恶性实体肿瘤。

2.肿瘤浸润广难以手术切除,或者手术残留。

3.无法做手术的原发肿瘤,如巨块型肝癌、鼻咽癌等;患者拒绝进行手术治疗。

4.需要保留重要功能性组织或手术将累及重要脏器的肿瘤,如脑深部肿瘤。

5.外照射效果不佳或失败的病例。

6.复发或转移癌。

 粒子植入术有哪些注意事项?

1.术前

(1)采集详细病史,进行体检。

(2)告知手术情况及可能出现的并发症。

(3)练习在床上排大、小便。

(4)做碘过敏试验及有关药敏试验。

(5)术前 1d 洗澡,保持皮肤清洁。

(6)术前若有发热、上呼吸道感染、月经来潮等要及时报告医护人员。

(7)术前饮食准备

①鼻咽、舌:术前漱口。

②肺部:止咳、屏气的训练。

③腹、盆腔:术日禁食 6h 或根据医嘱执行。

2.术后

(1)术后 3d 应监测体温,每日 4 次,体温在 38.5℃以上者应及时降温。

（2）注意观察穿刺部位有无渗血、渗出、污染。

（3）术后嘱患者平卧6h。

（4）不要随意进入其他病房，家属不宜密切接触，最好保持1m的距离。儿童、孕妇避免接触患者。

（5）粒子植入部位覆盖铅防护帘。

（6）出现呼吸困难、胸痛、咳嗽、咯血伴心率加快，有不明颗粒脱落等异常情况及时就诊。

（7）多饮水、加强营养支持，给予高蛋白、高维生素、易消化饮食等。

（8）保持病房空气清新洁净，病房室温保持在22～24℃。

如何观察粒子植入术后伤口？

1. 监测体温，每日测4次体温。
2. 观察伤口敷料，如出血较多时，及时更换。
3. 伤口疼痛明显时可遵医嘱口服镇痛药。
4. 注意保护粒子植入部位的皮肤，给予皮肤保护药外涂。

肺癌粒子植入术后有哪些并发症？

1. 气胸。
2. 血胸。
3. 肺部感染。

粒子植入术后出院有哪些注意事项？

1. 定期复查血常规、肝功能，了解治疗效果。
2. 家属做好自身防护。
3. 按时、按量服药。
4. 适当锻炼，增强机体抵抗力，避免过劳。
5. 保持良好的心理状态，养成良好的个人卫生习惯。
6. 如有不适及时就诊。

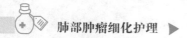

 什么是微波消融治疗肺癌？

通过微波辐射器将高频电磁波的能量转换成热能，作用于肿瘤组织，通过内源性加热使肿瘤组织凝固坏死，达到治疗肿瘤的目的。

1. 适应证

（1）不能手术切除的原发性或转移病灶，病灶数目 < 3 个，最大径 < 3cm。

（2）手术切除后的复发病灶。

（3）肿瘤边缘距离肺门等重要位置 ≥ 0.5cm。

（4）对放疗和化疗有严重反应。

（5）要求消融而无禁忌证。

2. 禁忌证

（1）严重心肺功能障碍。

（2）肺部感染。

（3）凝血功能障碍。

（4）肺功能较差，不能平卧，或全身状况较差，难以承受手术者。

（5）肿瘤体积较大或弥漫性病变。

（6）靠近肠管或胆囊、胆管、血管的病灶。

3. 优点

（1）操作简单、创伤小，疗效确切、恢复快。

（2）对直径 ≤ 5cm 灶可达到局部根治。

（3）可反复多次行对复发及多发病灶适用。

（4）肿瘤坏死清除过程中刺激机体抗肿瘤免疫抑制肿瘤生长。

4. 并发症

（1）气胸。

（2）咯血。

（3）皮肤损伤。

（4）感染。

（5）空洞形成。

第七章

肺癌的热疗和冷冻治疗

 什么是热疗?

利用肿瘤细胞和正常细胞对热耐受的差异性，通过加热使瘤区温度达到 41 ~ 43℃，持续 40 ~ 60min，从而引起肿瘤细胞生长受抑或死亡的方法。热疗与其他方法的联合，其安全性、与放化疗有协同互补性，而成为继手术、化疗、放疗、生物治疗之后又一重要的肿瘤治疗手段。

1. 热疗仪分类

（1）微波热疗：是肿瘤热疗中应用最广泛的一种热疗方法。常用微波频率为 245MHz、915MHz、434MHz。由于频率高、波长短、穿透深度较浅，一般 3cm 左右，主要用于浅表肿瘤和腔内肿瘤的治疗。

（2）射频热疗：射频肿瘤热疗装置主要用频段 3~30MHz，有电容式热疗和感应式热疗两种。

（3）超声热疗：是用超声波来传递能量，根据不同的超声频率可对不同的肿瘤组织进行加热。

（4）激光诱导间质热疗：通过经皮穿刺，将有孔道的探针直接插入肿瘤靶组织，再经孔道置入光学纤维并突出探针末端几毫米，导入的激光能量向周围组织扩散，使肿瘤组织产生热凝固坏死。

（5）循环热介质热疗：需先在肿瘤组织内放置若干细管，然后将热液体（热水、热生理盐水等）经过这些细管循环，再以热传导方式加热肿瘤。

2. 按温度划分

（1）中温治疗（39 ~ 42℃）。

（2）温热治疗（43 ~ 45℃）。

（3）高温治疗（46 ~ 70℃）。

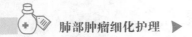

 灌注热疗分为哪几类?

灌注热疗分全身灌注热疗和局部灌注热疗。

1. 全身灌注热疗　利用体循环对血液加温，通过血液将热量均匀传至人体各部，以达到全身加热的目的，称为体循环血液加热法，也称全身灌注热疗。

2. 局部灌注热疗　利用穿刺技术或术后留置导管技术，将热灌注治疗液在治疗机内自动加热后，通过密闭循环管路建立循环，在计算机全程动态监测和反馈调控下，实现灌注治疗液在治疗时间内保持恒定的温度，对肿瘤细胞实现有效杀伤，全机制地遏制了癌性积液的反复"回潮"。

 热疗方法有哪几类?

1. 全身热疗　是通过人为的方法提高体温，运用热作用及继发效应选择性杀灭癌细胞，控制广泛转移癌细胞的治疗方法。其特点是使癌灶处的温度升高，而且使全身温度都升高到同一温度，分为加温期、恒温期、降温期。目前通常采用红外线体表辐射和体外循环加热两种方法对人体进行全身加温。

2. 区域热疗　主要指深部肿瘤的加热及各种热灌注技术。

3. 局部热疗　体外热疗、腔内热疗、热灌注技术。

 热疗的适应证、禁忌证有哪些?

1. 适应证

（1）适用于胸腔、腹腔、盆腔原发、复发、转移的恶性肿瘤。

（2）癌性胸腔积液、腹水，胸膜、腹膜有弥漫性癌性结节。

（3）颜面部、肢体有癌性病灶。

2. 禁忌证

（1）患有严重的冠心病、心肌梗死、肺源性心脏病、肺功能障碍。

（2）安装有心脏起搏器、术中埋置金属标志物。

（3）有严重顽固性高血压病，血压难以控制。

（4）恶病质、多器官功能衰竭。

（5）出凝血功能明显异常。

（6）精神异常不能及时、准确表达自身感受。

（7）孕妇、经期女性。

(8) 神经功能障碍及癫痫。

(9) 手术创口未完全愈合。

(10) 高热。

 热疗的并发症有哪些?

当正常组织超过了耐受的温度阈值在加热过程中可发生损伤。正常组织温度不超过 44℃时，即使时间超过 1h，多数正常组织也不会于出现损伤。但由于加热过程中热剂量分布的不均匀性，患者耐受性的差别，手术瘢痕区感觉迟钝，部分患者不可避免地出现热损伤，主要表现为局部皮肤水疱。

 肺癌热疗时的注意事项有哪些?

1. 排空大小便，穿上纯棉质的干净衣裤并让患者去除随身携带的金属性物品（包括金属首饰、义齿和手机），在治疗过程中，观察患者是否出汗，若有汗液及时擦干。

2. 一个疗程为 5 ~ 10 次，每次 60 ~ 120min，一般情况每周 1 ~ 2 次。

3. 治疗期间允许患者家属在一旁护理，随时给患者补充液体防止虚脱。

4. 肥胖的患者可能发生皮下脂肪结，有痛感，可不做任何处理，数周后自行消散。

5. 治疗过程中严禁触摸机体和任何金属部位（因机体接地），治疗机房不应有其他金属以免影响治疗区电磁场分布，发生匹配问题和灼伤患者或家属。

6. 有些晚期癌症患者经多次手术和放射、化学治疗后存在瘢痕和组织纤维，这些部位的血供不好治疗时容易发生过热，可在这些部位垫上冰袋（冰袋应与表皮贴平）以防止局部烫伤。

7. 一般情况下热疗不单独做，要同时配合放射、化学治疗，这样的治疗效果会更好。

8. 腹部治疗应避免饱餐后进行。治疗后不要立即离开治疗室，待治疗部位汗液消散后方可离去。

9. 治疗后要多进食高蛋白质、高维生素和高碳水化合物的饮食。

灌注热疗的护理有哪些?

1. 热疗前

（1）向患者说明热疗的治疗原理、方法、需配合的内容，取得患者的合作。热疗前一晚保证有充足的睡眠。

（2）热疗当天去除患者身上携带的金属物品，备2套病号服以便在治疗中更换，备3条毛巾在治疗中使用。治疗前30min停止进食并排空大便（有利于放置测温导线及准确反映治疗中的温度）。测量患者的体温、脉搏、呼吸、血压，记录在护理记录单上，便于与热疗中的生命体征对比，用轮椅或平车送患者至热疗室。

2. 热疗时

（1）热疗前治疗室行空气消毒，备好用物。查询热疗知情同意书，核对床号、姓名、诊断，接患者入治疗室。

（2）向患者讲解热疗过程中的注意事项及如何配合。协助技师放置测温导线。准确、及时执行医嘱，注意观察患者热疗期间的反应。严密观察生命体征的变化及患者的主观感受，如有异常及时报告医生。

3. 热疗后

（1）与热疗室护士交接班，询问患者热疗中的反应。

（2）观察生命体征，每30min测量体温、脉搏、呼吸、血压1次，共6次，如有异常及时报告医生。

（3）保持床单位清洁干燥，及时更换湿衣服，注意保暖。

（4）观察并记录尿量，多饮淡盐水和汤。

（5）观察皮肤情况，特别是热疗加温区皮肤，如有红肿、灼伤，给予冰敷。

 热疗、放射治疗的作用顺序是什么?

同时进行放射治疗及热疗，临床常不易办到。热疗和放射治疗的时间间隔大于4h，将导致协同增敏作用明显减弱或消失，所以间隔时间控制在2h内较好。

 热疗与化学治疗的协同互补作用有哪些?

1. 热疗可促进化学治疗药物进入肿瘤细胞

（1）肿瘤组织：血管扩张、血管渗透性增加，由单层内皮细胞和缺乏弹性外膜组成的毛细血管壁易破裂。

（2）肿瘤细胞：细胞膜流动性增大、稳定性降低、通透性增加。

（3）细胞内：药物摄取增多、药物浓度增加、作用时间延长，提高了化疗药物的杀伤作用。

2. 热疗可增加化学治疗药物的细胞毒性

（1）细胞毒性随温度升高呈线性增加。

（2）肿瘤细胞靶结构与药物结合速度增快。

（3）药物细胞毒性增加，肿瘤生长明显延缓。

3. 热疗可逆转肿瘤细胞对某些化疗药物的多药耐药性。

4. 热疗可促进药物诱导肿瘤细胞凋亡。

5. 热疗可激发机体抗肿瘤的免疫功能。

 化学治疗药物对温度的反应有哪几类?

通常热疗、化学治疗时至少选一种无温度阈值效应的药物，为防止热耐受最好加温与药物同时应用。

1. 无温度阈值药物　温度高于37℃时细胞的杀伤效应即有增强，且随温度升高呈线性增长，如烷化剂、顺铂。

2. 有阈温度效应药物　温度高于37℃时细胞毒性无改变，达到41～43℃时才出现协同效应，如多柔比星、博来霉素。

3. 期望温度下无温度效应药物　37～45℃时细胞毒性无变化，如甲氨蝶呤。

 热疗与化学治疗有哪些联合治疗作用?

1. 协同增强作用

（1）无阈值：顺铂、环磷酰胺、异环磷酰胺、丝裂霉素、博来霉素。

（2）＞43℃有协同作用：多柔比星。

2. 相加作用　依托泊苷（足叶乙甙）、氟尿嘧啶。

 铂类与热疗有协同作用的药物机制有哪些?

1. 热疗促进 DNA 与铂的结合。

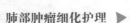
2. 使药物到达细胞内的浓度增加。

3. 抑制细胞对 DNA 的修复。

4. 有助于克服耐药，增加细胞内药物的浓度。

 热疗前如何护理?

1. 热疗前应评估患者的身心状况。

2. 了解患者是否有肿瘤热疗的禁忌证。

3. 去除热疗部位过多的毛发。

4. 治疗前一晚注意休息，治疗前 1d 和当天进无渣半流质饮食。

5. 治疗当日晨排出大便，以防止肠内容物残留，引起肠道损伤。

 热疗、放射治疗与化学治疗联合有哪些临床意义?

1. 提高肿瘤控制率和患者生存率，尽可能减轻放射、化学治疗的不良反应，避免放射、化学治疗并发症。

2. 相互增敏协同、增强疗效、降低单用剂量，兼顾全身治疗与局部治疗，在增强局部治疗强度的同时消灭远处转移病灶。

3. 次序：可采用先放射治疗，热疗与化学治疗同时。热疗、放射治疗与化学治疗三联治疗的不良反应主要为骨髓抑制和胃肠道反应。三联治疗的不良反应相对小于热疗、化学治疗与热疗、放射治疗二联治疗无明显差异。

 胸、腹腔热灌注化疗具有哪些优缺点?

1. 优点

（1）直接杀灭腹腔内游离癌细胞。

（2）使化疗药物在腹腔内保持持久的高浓度。

（3）免疫功能提高。

（4）不良反应小。

2. 缺点

（1）治疗时间长。

（2）液体和药物容易漏进组织间隙。

胸、腹腔积液热灌注治疗有哪些禁忌证?

1. 严重的胸腹腔粘连。
2. 严重恶病质患者，心肺功能不全、置入心脏起搏器继发热 > 38.5℃。
3. 有严重出血倾向者，肝肾功能衰竭的患者，电解质严重紊乱。
4. 伴有胸腹腔严重感染。

 如何护理肺癌胸腔积液热灌注?

1. 治疗中

（1）密切关注病情变化：灌注过程中护士应密切观察患者面色、心率、呼吸、血压、体温等生命体征的变化。倾听患者主诉，并观察有无憋气、胸痛、呼吸困难等症状，必要时给予低流量吸氧。若发现患者面色苍白、呼吸困难等症状应立即停止灌注，开放引流管，排出灌注液。

（2）引流管的护理：灌注开始时，检查胸腔闭式引流管是否通畅，保持引流管位置固定良好，防止引流管受压、扭曲及脱出。

（3）保证有效的治疗温度：可选择恒温箱加热，在整个灌注过程中应始终保持灌注液温度为43℃左右，认真准确测量灌注液体温度，以保证药液的安全性和有效性。

（4）观察引流液出入量：护理过程中严格观察每次灌注液量并记录，观察引出液的颜色及量并记录，当灌入液体不能很好地引出时，可嘱患者适当改变体位，同时检查管路是否堵塞。

2. 治疗后

（1）一般护理：尽量卧床休息，多吃清淡易消化饮食，以免药物反应出现呕吐等不适症状。

（2）穿刺部位的护理：观察穿刺部位有无渗血、渗液、皮下积气等情况，在留置引流管期间，保持局部皮肤清洁干燥，严格执行无菌技术操作，预防发生感染等。

（3）发热处理：治疗结束时擦干汗液，穿上干净舒适的衣物，注意保暖，避免感冒。由于热聚集，部分患者当日会出现一过性发热，< 38.5℃不需特殊处理，注意观察并记录体温降至正常。

（4）并发症的观察：观察患者有无胸闷气短等症状，必要时遵医嘱给予利尿药等。

什么是冷冻治疗?

1.冷冻治疗是利用低温作用于病变组织,使之变性坏死达到治疗的目的。

(1)冷冻使细胞内外形成结晶,细胞脱落,电解质浓度升高,酸碱度紊乱,使细胞遭受不可逆的损害。

(2)温度休克:指细胞由于温度急剧变化造成细胞膜损坏,细胞在未冻结之前已丧失生命。

(3)冷冻后血流减慢,血流淤滞,微循环阻断,细胞缺氧死亡。

2.治疗方式

(1)接触冷冻。

(2)插入冷冻。

(3)液氮灌入。

(4)液氮喷涂及浸蘸法。

3.治疗时常规检查:血常规、肝肾功能、乙肝、丙肝、艾滋病、梅毒、出凝血五项、心电图、肺功能、动脉血气分析、胸部CT。

肺癌患者冷冻治疗有哪些注意事项?

1.治疗前

(1)遵医嘱进行各项检查。

(2)做抗生素试验等药敏检查,检查前 4 ~ 6h 禁食水。

(3)做好个人卫生,必要时局部备皮,更换干净病号服,取下活动义齿。

(4)咳嗽患者给予镇咳药物。

2.治疗后

(1)取平卧位,少说话,麻醉患者头偏向一侧。

(2)2h 内禁食水,2h 后可酌情进温凉流质或半流质饮食。

(3)保持口腔内清洁,注意观察有无声音嘶哑、胸痛及痰中带血情况,咳痰时头偏向一侧,任何不适立即告知医护人员。

(4)监测体温:冷冻后肿瘤细胞缺血坏死,细胞崩解释放致热源引起全身性反应,可出现继发性感染或术后吸收热,可多饮水,必要时予物理降温或药物治疗。

肺癌患者冷冻治疗后可能有哪些症状？

1. 感染　轻度感染患者不需要抗生素。
2. 疼痛　必要时遵医嘱给予镇痛药。
3. 出血　患者不要剧烈咳嗽，咳嗽时勿平卧，头偏向一侧，遵医嘱服用止血药、镇咳药。
4. 水肿或气道脱落物　可能导致咳嗽、呼吸困难等症状，出现上述症状立即报告医护人员并给予处理。

 什么是恶性腹水热灌注治疗？

将化疗和热疗结合应用治疗肿瘤的一种新疗法。其原理是利用物理能量加热热效应好的化疗药物，使肿瘤组织温度上升到有效治疗温度，并维持一定时间，利用正常组织和肿瘤细胞对温度耐受能力的差异，达到既能使肿瘤细胞凋亡又不损伤正常组织的治疗目的。热灌注治疗使热疗与化疗灌注药物产生有机的互补作用，增加患者对化疗的敏感性，能够更有效地杀伤恶性肿瘤细胞，提高生存质量，延长生命，同时又减轻放疗和化疗所产生的不良反应。

第八章

PICC 的护理

 大静脉置管的种类有哪些?

经外周穿刺中心大静脉导管（PICC）、颈内静脉置管、锁骨下静脉置管、股静脉置管、置入式静脉输液港（Ports）。

 静脉炎如何分级?

静脉炎是静脉输液常见的并发症，是指静脉血管的急性无菌性炎症，少数患者可有发热、疼痛、肿胀、白细胞总数增高等。

0 级：无临床表现。

1 级：输液部位伴或不伴有疼痛、发红。

2 级：输液部位疼痛伴有发红和（或）水肿。

3 级：输液部位疼痛伴有发红和（或）水肿，有条索状物形成，能摸到条索状静脉。

4 级：输液部位疼痛伴有发红和（或）水肿，有条索状物形成，可触及条索状静脉，长度大于 2.5cm，且有脓性渗出。

 静脉炎发生有哪些原因?

1. 药物 pH pH 超过正常范围的药物会损伤静脉黏膜。例如长春瑞滨的水溶液呈弱酸性，外周静脉注射后使局部 CO_2 聚焦，导致局部静脉内压力增高，使药物从血管渗透至皮下组织。同时 pH 改变可引起静脉或毛细血管痉挛诱发静脉炎。如选择外周静脉在输注长春瑞滨 5~7d 后，沿注射静脉走向可出现疼痛或水疱样不良反应。

2. 药物渗透压 渗透压会影响血管壁细胞水分子移动。低渗透压液体输入静脉会使水分子向细胞内移动，细胞内水分子过多可造成细胞破裂，刺激静脉发生静脉炎。高渗透压液体输入静脉内，会使血管内膜缺水，内膜暴露于刺激溶液而引起血管内膜细胞萎缩甚至坏死。

 如何护理静脉炎？

1. 近期停止在静脉炎发生处输液。
2. 轻度静脉炎可将生土豆切薄片覆盖于皮肤表面。
3. 中重度静脉炎可外涂喜疗妥药膏或用如意金黄散以蜂蜜调和、涂抹，给予红外线灯（神灯）照射。

 什么是药物外渗？

药物外渗是指在药物输注过程中由于各种原因渗漏到皮下组织，使注射部位出现疼痛、肿胀及红斑等现象。

1. 解剖原因　年老体弱的患者由于血管硬化等原因使血管脆性增大，管腔变小、血流减慢，如果将药物注入这些静脉可使局部药液浓度升高，发生药物外渗。

2. 生理原因　静脉压升高时如上腔静脉压迫综合征或静脉回流受阻，以及手术后上肢水肿。如果将药物注入静脉，则会增加药物外渗的危险性。

3. 药物原因　局部组织损伤与药物外渗量接触时间有关。如高浓度药物易引起组织损伤，为了减低局部药物浓度应缓慢给药，但是延长时间又使药物与组织接触时间较长。因此，要根据患者的静脉情况选择合适的药物浓度，并在最短的时间内给药。

4. 静脉注射部位　应该避免在关节处、神经和肌腱较多的部位注射，在这些部位静脉给药可能会损伤神经和肌腱。

5. 医源性因素　由于缺乏注射抗肿瘤药物的经验，或者在发生药物外渗前后没有采取适当的措施，应避免在同一部位反复穿刺。

 药物外渗如何处理？

1. 普通药物外渗
（1）立即停止输注药物，拔出针头，抬高患肢。

（2）近期停止在局部输液，用 50% 硫酸镁溶液湿敷，每日 2 次。

2. 血管活性药物外渗　血管活性药物有多巴胺、间羟胺、肾上腺素、硝酸甘油等。

（1）发现药物外渗，立即停止输液，更换输液部位。

（2）评估外渗部位、面积、外渗药物的量、皮肤的颜色、温度及疼痛性质，并做好记录。

（3）如为多巴胺、去甲肾上腺素液体的外渗，应立即做局部扇形封闭，稀释外渗药物并阻止外渗药物的扩散，同时促进外渗药物的吸收及镇痛。根据外渗程度可重复封闭，两次之间间隔 6~8h 为宜，一般封闭 2~3 次（局部封闭常用药物：生理盐水 5~10ml+ 利多卡因 2ml+ 地塞米松 2mg）。

（4）外渗局部选用如意金黄散加蜂蜜调配后湿敷，湿敷面积应超过外渗部位外围 2~3cm，湿敷时间应保持 24h 以上，并进行床旁交接班。

（5）抬高患者患肢，促进外渗液体的吸收，减轻因药液外渗引起的肢体肿胀。

（6）患者自感外渗部位有烧灼感可遵医嘱使用冷敷，禁止热敷。

（7）外渗部位出现水疱、破溃、感染时应及时报告医护人员给予清创、换药处理。

（8）外渗部位未愈合前，禁止在外渗区域或远心端进行各种穿刺。

 PICC 有什么优点？

PICC 是经外周静脉置入的中心静脉导管，其导管尖端位于上腔静脉下 1/3 处或上腔静脉和右心房连接处，用于为患者提供长期的静脉治疗。

1. 保护外周静脉，预防化学性静脉炎和药物渗漏性损伤。

2. 建立中长期安全静脉通道。

3. 减少患者反复静脉穿刺的痛苦。

4. 减少置管后并发症的发生。

 PICC 置管有哪些适应证？

1. 静脉治疗超过 7d 者。

2. 使用对外周静脉刺激和损害较大的药物，如化疗药物、抗生素、甘露醇、全胃肠外营养（TPN）酸碱度大及渗透压高的药物等。

3. 外周静脉血管条件差或缺乏外周静脉通路，难以维持静脉输液。

4. 长期需要间歇治疗。

5. 早产儿或危重患者抢救时。

PICC 置管禁忌证有哪些?

1. 绝对禁忌证

（1）上腔静脉综合征（上腔静脉完全阻塞）。

（2）确诊或疑似导管相关性血流感染、菌血症或脓毒血症。

（3）感染性心内膜炎。

（4）确诊或疑似患者对器材的材质过敏。

2. 相对禁忌证

（1）上腔静脉综合征（静脉管腔部分压迫）。

（2）严重的出凝血功能异常。

（3）乳腺癌患者患侧肢体。

（4）置管部位拟行放疗。

（5）预置管部位不能完全穿刺或固定。

（6）有血栓栓塞史。

（7）置管部位或全身皮肤感染。

（8）血液透析。

（9）目前发生血栓性静脉炎。

（10）安装起搏器。

（11）挂拐杖。

（12）可能动静脉内瘘。

不同结构的 PICC 有何特点?

1. 前端开口式导管　前端开口式 PICC 尖端为平口设计，特点是送管前需修剪导管尖端。有导管专用切割器和剪刀修剪两种方式，其中切割器修剪的导管尖端边缘光滑，在置管过程中不易损伤血管内膜，其效果优于剪刀修剪的方式。

2. 三向瓣膜式导管　三向瓣膜式 PICC 为蓝色硅胶材质导管。其尖端结构为三向阀设计，可以防止血液反流入导管，不易堵塞，可以防止空气由导管尾端进入体内。

3. 耐高压注射型　为聚氨酯材质导管，耐高压管腔可进行造影剂的静脉推注，耐受最大压力为 2068.5kPa（300psi），加压快速大量补液可达最大输注速度

5ml/s。

 穿刺部位如何选择?

1. 传统置管技术　穿刺静脉主要为肘关节下的贵要静脉、肘正中静脉和头静脉。新生儿和儿童还可以选择头、颈部和下肢的静脉穿刺。肘关节下穿刺时,PICC 易随肘关节活动在静脉内被牵拉、摩擦血管内膜,关节上置管可以有效避免以上问题。

2. 改良塞丁格技术和 B 超引导下改良塞丁格技术　两种置管技术均采用关节上部位置管。其中改良塞丁格技术多首选贵要静脉,次选头静脉及肱静脉。B 超引导下改良塞丁格技术首选贵要静脉,次选肱静脉和头静脉。

 PICC 置入后 X 线正常定位的参考标准是什么?

1. 胸椎定位　脊柱右侧,第 6~8 胸椎处水平。
2. 前肋定位　脊柱右侧,第 2~3 前肋水平。
3. 气管定位　脊柱右侧,平气管分叉处。

 PICC 维护原则有哪些?

护理频率由敷料的类型决定,半透明敷料必须每 5 ~ 7d 更换,纱布敷料必须每 2d 更换。若患者多汗或穿刺点渗血、渗液时优先考虑纱布敷料。当出现穿刺点渗液、压痛及其他感染征象时必须尽早更换敷料,以保证穿刺点贴合、清洁、无菌。透明贴膜下方纱布敷料的更换频率同纱布敷料每 2d 更换。临床 PICC 维护应该严格按照无菌技术操作及手卫生标准执行,必须戴无菌手套。首次置管后由于穿刺点处有止血敷料或纱布,更换敷料或纱布时间以伤口处有无渗血为标准,渗血多时应及时换药,无渗血时则 48h 内更换。贴膜和敷料使用后必须标明以下内容:日期、导管置入刻度或外露刻度。

 PICC 堵塞后如何处理?

如若 PICC 不慎发生阻塞,可利用负压技术将稀释的尿激酶溶栓。
1. 去除输液接头,换上排好气的三通开关,三通开关的一直臂连接导管,另一直臂接尿激酶溶液（5000~10 000U/ml），侧壁接 20ml 注射器。

2. 先使导管与侧壁相通，回抽注射器活塞 3~5ml，然后迅速使三通开关两直臂相通，导管内的负压会使尿激酶溶液进入管内约 0.5ml。

3.15~30min 后回抽导管中的药物和已溶解的血液。

4. 用 20ml 生理盐水，脉冲式彻底冲洗导管。如果仍然不能溶解堵塞物，可行胸部 X 线片检查，以便排除导管异位、导管破损。

 留置 PICC 的健康教育有哪些？

1. 留置 PICC 的患者可以从事一般性日常工作及家务劳动，如梳头、刷牙、洗简单衣物、煮饭、洗碗、扫地等。家长要嘱咐带管儿童勿玩弄导管体外部分，以免损伤导管或把导管带出体外。

2. 每日常规饮水大于 1000ml，常规热水泡手、泡脚，每日 2~3 次，每次 20~30min，水温以能耐受为宜，避免因血流缓慢而导致血栓形成。

3. 保持置管肢体穿刺点及贴膜局部清洁干燥，勿擅自撕下贴膜。

4. 在没有人为改变的情况下输液速度减慢，或发现导管体外部分在输液时出现漏液现象时要及时查明原因并妥善处理。输液时置管侧肢体可以自由摆放，适当抬高。

5. 穿宽松的衣服，袖口不宜过紧。更衣时先穿置管侧肢体衣袖，再穿另一侧衣袖。脱衣时先脱健侧衣袖，后脱置管侧衣袖，避免将导管勾出或脱出。睡眠时保持舒适体位，尽量避免压迫置管侧肢体。

6. 沐浴前使用保鲜膜将贴膜上下 10cm 范围处严密包裹，切忌浸湿贴膜。沐浴后要检查贴膜有无浸湿，如有浸湿应及时更换。

7.治疗间歇期或出院后常规每 5~7d 到医院更换贴膜和外露接头并冲洗导管，出现异常情况及时就诊维护。

8. 合理饮食，保持情绪稳定，控制血糖、血压于正常范围，保持大便通畅。

9. 为了避免将体内 PICC 带出体外，应注意贴膜的揭取方向。如穿刺部位为肘关节上，导管尾端摆放位置较灵活，以患者舒适和活动不受限为原则，揭取贴膜时应沿外漏导管尾端向穿刺点方向进行，先揭取覆盖在导管上的贴膜，后揭取导管以外部位的贴膜。如穿刺部位为肘关节下，导管尾端一般向下摆放，揭膜时应一手固定导管，另一手则由下向上的方向揭取贴膜。禁止双手由上向下的方向揭取，以免将导管带出体外。

消毒剂的使用有哪些注意事项?

优先选用葡萄糖醋酸氯己定或氯己定醇作为皮肤消毒剂。目前临床上安尔碘及乙醇溶液的应用较为广泛,消毒剂的使用则应注意以下几点。

1. 使用前应询问有无消毒剂过敏史,特别是乙醇溶液。

2. 使用乙醇溶液消毒或清洁皮肤时一定要避开穿刺点,避免引起疼痛和化学性静脉炎。

3. 由内向外清洁及消毒皮肤,在贴膜周边及胶布痕迹处停留片刻,浸润后再擦拭,注意消毒擦拭时的力度适宜。

4. 使用来回摩擦方式进行皮肤消毒效果更好。临床常用消毒方法为无缝隙消毒皮肤,一圈压一圈,勿留空隙,确保消毒到位。灵活判断穿刺点情况,如新置管的患者穿刺点有结痂时手法应轻柔,勿强力去除痂皮,以免造成穿刺点再次出血。如穿刺点反复出血易导致血栓。穿刺点发红、局部硬结者应根据穿刺点情况酌情将碘伏棉球置于患处湿敷,以控制和治疗穿刺点感染。

 无菌操作时有哪些注意事项?

1. 严格无菌操作和手卫生,两患者间维护或进行 PICC 相关操作时要使用手部皮肤消毒液或洗手,如有血渍污染时须立即洗手。

2. 取无菌治疗巾时,注意铺巾的手法,应持无菌治疗巾内面。

3. 无菌区内物品按使用的先后顺序摆放,治疗盘内碘伏棉球摆放在上方,乙醇溶液棉球摆放在下方。摆放无菌换药盘位置至无菌区的右上角,以避免消毒皮肤时手臂跨越无菌区域。

4. 丢弃污染物时,手或镊子不能低于床沿。

5. 消毒导管时要遵循上—下—上的顺序,并消毒至导管尾端,避免将导管拖出或打折。消毒连接口时应内面转三圈再外面三圈或反复擦拭,先碘伏棉球后再由乙醇棉球脱碘。

 粘贴透明贴膜有哪些注意事项?

1. 粘贴透明膜前 一定要待皮肤上的消毒剂干后,粘贴贴膜的手法应绝对无张力,错误的张力性粘贴手法可导致患者皮肤紧绷固定不牢固,活动时易导致贴膜周边卷边松动,且皮肤长时间处于牵拉状态会损伤局部皮肤。

2. 揭贴膜前后　粘贴膜前均须查看导管的刻度，操作动作轻柔，避免操作时将体内导管带出体外，影响导管尖端位置，造成 PICC 留置安全隐患。

3. 妥善摆放好导管　注意导管摆放角度，如角度过小可导致导管打折使输液不畅。特别是减压套筒处导管如长期小角度摆放会导致连接器金属结构摩擦导管引起导管砂眼。不能在原位摆放导管，以免导管挤压皮肤出现压疮。

 如何更换输液接头？

1. 前端开口式 PICC　更换接头时导管需要反折且尾端向下，避免血液反流或空气进入体内。

2. 三向瓣膜式 PICC　由于前端有瓣膜属于相对封闭式，更换接头时可以不反折也无须用夹子夹闭导管，但尾端仍须向下，多腔导管每腔接头应同步更换。

3. 耐高压注射型 PICC　在更换接头前须夹闭尾端的安全卡，多腔导管应同步夹闭尾端的安全卡。

更换输液接头有哪些注意事项？

禁止使用血管钳或边缘锐利的夹子夹闭导管，使用没有安全卡的导管，在更换输液接头或连接输液时尽量让导管末端低于心脏水平，以免造成空气栓塞。必须边推注生理盐水边撤注射器，非正压无针输液接头在注射器撤出前须卡住安全卡，且安全卡一定在前端。注射器与输液接头应旋出分离，勿直行退出，或将注射器内盐水推到底，否则会形成负压造成导管堵塞。输液接头常规 5~7d 更换一次，有异常情况如怀疑已污染或冲洗不干净时，建议及时更换。更换输液接头时，注意导管尾端连接处保持低于心脏水平位置。

 冲管有哪些注意事项？

1. 输液前、后可用 10ml 一次性的预冲式注射器或用 10~20ml 0.9% 氯化钠注射液脉冲式冲管，前端开口式导管要加用 10ml 注射器抽 2~3ml 肝素盐水封管，如果遇到阻力或者抽吸无回血，不能强行冲洗导管，应进一步确认导管的通畅性。

2. 输血液制品、TPN、脂肪乳、白蛋白等黏滞性物质后均须用 20ml 生理盐水脉冲式冲管。

3. 用 10ml 以上的注射器或独立包装的冲洗器冲管、封管，非专业导管勿注射高压造影剂，禁用 10ml 以下的注射器冲管。

4. 不能靠重力输注生理盐水的方式冲洗导管。如果为儿童冲洗导管，冲洗速度不宜太快，儿童对容量和压力的快速变化很敏感。

5. 如果为多腔导管必须用多个单独的冲洗器或注射器分别进行多腔脉冲式冲管。

 PICC 拔管有哪些注意事项？

1. 正常拔管

（1）在拔管操作前核对医嘱及 PICC 维护手册，查看患者留置导管既往史。

（2）做好解释工作，嘱患者放松，告知拔管操作的程序及可能发生拔管困难的原因，让其积极配合。

（3）为防止误伤导管，严禁使用剪刀去除敷料。

（4）严格无菌操作，避免引起穿刺点感染。

（5）在导管未完全拔出前切勿按压穿刺处，以免造成导管表面可能附着的血栓或纤维蛋白鞘遗留在血管内造成栓塞。

（6）应缓慢、匀速地进行拔管。

（7）拔出导管后应严格检查导管的完整性，及时核对导管置管长度，以确认导管全部拔出。

（8）告知患者24h内避免沐浴，如必须沐浴则使用保鲜膜类材料保护穿刺点，保持清洁干燥。如穿刺点遇水应及时消毒处理。

2. 非正常拔管　治疗结束以后，大多数留置 PICC 患者均可顺利拔出导管，但仍有极少数会出现不同程度的拔管困难。如处理不当可能会造成导管在静脉内断裂及血管组织损伤。

（1）发生静脉炎伴拔管困难：切忌强行拔管，以免加重血管收缩导致导管断裂。应暂停拔管，热敷局部并外涂喜疗妥（多磺酸黏多糖乳膏）以减轻疼痛，拔管无阻力感时再缓慢拔出。

（2）发生静脉血栓：告知患者拔管过程中血栓可能脱落的风险。拔管时用枕头垫高血栓侧肢体，注意手高于肘、肘高于肩，同时嘱患者做握拳动作，以利于静脉回流，减轻肢体肿胀。测量肘上 10cm 臂围，观察并记录血栓侧肢体的皮肤颜色、肢体温度、动脉搏动情况。观察有无栓子脱落的征象，备好急救车，做好床边急救准备，确保安全。

（3）当静脉炎及静脉血栓或其他原因导致拔管困难时，需请血管外科会诊。

 PICC 置管并发症如何预防及处理?

1. 送管不到位

（1）穿刺时与患者保持良好交流，降低患者的紧张程度，防止血管痉挛。

（2）尽量选择粗、直、静脉瓣少的贵要静脉。

（3）确保穿刺鞘在血管中。

（4）对于静脉瓣丰富的血管可以采取一边推注生理盐水一边送管。

2. 送管异位

（1）置管时穿刺上臂与身体保持 90°。

（2）送管时嘱患者头转向静脉穿刺侧，下颌抵住锁骨，防止导管误入颈静脉，必要时挤压颈内、外静脉。

（3）送管动作轻柔、匀速、缓慢，防止粗暴动作。

（4）置管后立即拍胸部 X 线片，确认导管位置。

3. 心律失常

（1）正确测量导管长度，避免送管过长。

（2）听取患者主诉，若出现心律失常，可根据胸部 X 线片拔出导管至上腔静脉下 1/3 处。

4. 局部出血、血肿

（1）弹性绷带加压止血。

（2）同一侧手臂再次穿刺时正确压迫穿刺处。

（3）24h 内冷敷，24h 后热敷和涂抹静脉膏及给予理疗促进血肿吸收。

 如何预防导管感染?

1. 接触患者导管前后双手消毒，并注意无菌操作。

2. 使用适当的免缝固定技术。

3. 定时按要求更换敷料，感染严重时应增加更换敷料的次数。

4. 遵医嘱给予局部用药，并对症处理。

5. 若血培养阳性找不到其他感染源，而患者感染症状持续时应遵医嘱拔除导管。

如何预防导管堵塞?

1. 导管置入后行胸部 X 线片检查,确认导管无打折、盘绕或其他受损迹象,并定期复查胸部 X 线片。

2. 脉冲方式冲洗导管,选择正确的溶液、冲管容量及冲管频率,正压封管。

3. 经常观察有无导管内回血,如有应及时处理,连接正压接头可有效预防导管堵塞。

 如何预防导管破损?

1. 导管上禁止贴胶布,防止导管老化破裂。

2. 妥善固定导管,避免导管出现折痕破裂。

3. 除特殊耐高压 PICC 外,其余导管按要求使用容量 10ml 以上注射器进行冲管。

4. 体外导管损伤时可用配件修复。

 导管断裂脱落如何处理?

1. 在怀疑导管断裂处稍靠上的部位用止血带结扎。

2. 止血带松紧适宜,以能阻止静脉回流但同时不影响动脉血供为宜。

3. 随时测桡动脉脉搏。

4. 马上报告医护人员。

5. 限制患者活动。

6. 行胸部 X 线片检查,以确认导管断端的位置。

7. 静脉切开取出断裂的导管。

 局部皮疹如何预防?

1. 注意消毒液要充分待干后才可贴敷料。

2. 操作前询问患者是否有消毒剂过敏史,如有此类情况,需及时更换消毒剂。

3. 避免穿刺点周围的皮肤长时间处于闷热潮湿的环境,保持干燥为宜。

4. 发生皮疹时可换用透气性更好的敷料,局部可使用抗过敏药。

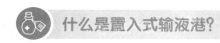 什么是置入式输液港?

置入式静脉输液港又称置入式中心静脉导管系统，简称输液港，是一种可以完全植入体内的闭合静脉输液系统，用于长期输注高浓度化疗药物、完全肠外营养液、血制品及采集血样等。应用无损伤针经皮肤刺入封闭的注射座，形成输液通路，其操作步骤少、损伤性小、维护频率少、方便患者自由活动而优于外周静脉导管。

输液港导管置入患者锁骨下静脉或颈内静脉，导管尖端开口于上腔静脉中下 1/3 处为宜，注射座位于锁骨下窝，并固定于肌层组织，一般放置深度距皮下 0.5~2cm。

 置入输液港有哪些禁忌证?

1. 任何确诊或疑似感染、菌血症或败血症状的患者。
2. 体质、体形不适宜任意规格置入式输液港尺寸的患者。
3. 确诊或疑似对输液港材料有过敏反应的患者。
4. 严重的肺阻塞疾病。
5. 预穿刺部位曾经行放射治疗。
6. 预插管部位有血栓形成的迹象，或经受过血管外科手术。

 输液港如何维护?

输液港每 4 周维护一次。
1. 物品准备：专用无损伤针、抽好的生理盐水 10ml。
2. 解释维护的过程和消毒的部位。
3. 将抽好生理盐水的注射器连接到无损伤针或延长管并排气。
4. 定位并穿刺输液港。
5. 抽回血后使用脉冲式方法冲管：用手掌大鱼肌推动注射器活塞时有节律地推一下停一下，使生理盐水产生湍流，冲刷干净附于导管壁上的血液或药液成分。
6. 为防止少量血液反流回导管尖端而发生堵塞，撤针应轻柔，当注射液剩下最后 1ml 时，为维持系统内的正压应以两指固定泵体，边注射边撤针，做到正压封管后撤针。

7. 如输液港导管为末端开口式（无三向瓣膜），需先用 20ml 生理盐水冲管，再用 125U/ml 肝素盐水 2~3ml 正压封管后撤无损伤针。

 如何护理输液港常见并发症? •

1. 导管及穿刺座感染　感染是置入静脉输液港常见的并发症之一，可分为局部感染和全身感染。

（1）局部感染：由于伤口感染或无损伤针穿刺部位感染引起，表现为红、肿、热、痛等炎性反应，给予局部消毒、消炎处理；细菌经穿刺部位进入注射座引起注射座周围皮肤红、肿、热、痛，造成软组织感染、局部脓腔形成时应尽早切开引流并给予全身抗感染治疗。

（2）全身感染：出现发热、寒战、白细胞增高等全身症状，应给予抗感染治疗。

2. 导管或注射座堵塞　血凝块堵塞或穿刺处进入导管的皮下组织小颗粒物质导致堵塞。小剂量尿激酶可以使 40% 的导管再通，如果是药物沉淀堵塞则需要根据药物的性质，寻找溶解的方法。

3. 输液港周围外渗　注射座或隧道周围皮下组织有烧灼感，伴或不伴有肿胀，并不一定有输液速度下降、血栓形成或纤维蛋白鞘形成等问题。

（1）外渗原因

①穿刺针未置入储液槽。

②导管与穿刺座连接处破损、脱开。

③穿刺针穿透储液槽的基底部。

④穿刺隔的磨损。

（2）预防措施

①用无损伤穿刺针。

②有效固定穿刺针，根据实际情况确定纱布的厚度，将纱布垫在无损伤针蝶翼下面，透明贴膜固定穿刺针位置，防止针头移位。

③做好宣教，避免外力损伤。

④做好巡视，勤观察患者的穿刺部位。

什么是导管夹闭综合征? •

患者外展胸肩部时输液通畅，当患者胸肩部内收时输液不畅。因为胸肩部内收时锁骨压迫注射座，使注射座与导管的连接处形成弯曲，引起输液不畅。

护士应做好解释工作，鼓励患者尽量展平胸肩部。报告医生，必要时手术调整注射座的位置。

 输液港如何拔针?

1. 用无菌纱布按压穿刺部位同时拔除针头，检查针头是否完好。
2. 如果患者能配合，在拔除针头的同时让患者做深呼吸并屏住。
3. 拔针后应密切观察患者的呼吸、面色等情况约 5min。
4. 止血后用碘伏棉球消毒拔针部位。
5. 无菌纱布覆盖穿刺部位，用胶布固定 24h。

 晚期肺癌患者置入 PICC 如何护理?

静脉化疗是肺癌患者治疗的手段之一。外周静脉置入中心静脉导管 (PICC) 因其操作简单、安全，可避免多次化疗引起静脉炎或化疗药物外渗造成组织的损伤而广泛应用于肿瘤化疗。

1. 晚期右肺癌患者置入 PICC 容易诱发上腔静脉综合征。置入后要密切观察病情变化，一旦出现上腔静脉综合征应及时拔管。
2. 观察有无血栓形成，特别是隐匿的静脉血栓。深静脉血栓是 PICC 置管最危险的并发症。
3. 如果患者在带管过程中出现不适，如手臂、肩颈部疼痛，应及早行 B 超检查，做到早发现、早处理。

第九章

癌痛的护理

疼痛有哪些分类?

疼痛是伤害性或潜在的伤害性刺激作用于机体所引起的不愉快的主观感觉和情绪体验。是一种复杂的生理、心理现象,常伴有自主神经活动、运动反射和情绪反应,是人类特有的复合感觉。

1. 按病因分　创伤疼痛、神经疼痛、心理性疼痛和癌性疼痛等。
2. 按部位分　浅表痛和深度痛、外周性痛和中枢性痛、躯体痛和内脏痛。
3. 按发病机制分　急性疼痛和慢性疼痛。

什么是癌性疼痛?

癌性疼痛一般是指由肿瘤直接引起的疼痛,肿瘤侵犯或压迫神经根、神经干、神经丛或神经,侵犯脑和脊髓,侵犯骨膜或骨骼,侵犯实质性脏器及空腔性脏器,侵犯或堵塞脉管系统,引起局部坏死、溃疡、炎症等,在上述情况下均可导致严重的疼痛。在肿瘤治疗过程中所引起的疼痛被认为是癌性疼痛。

恶性肿瘤疼痛的现状是什么?

据WHO统计,目前全世界每年新发恶性肿瘤患者约1000万,其中30%~50%伴有不同程度的疼痛。我国调查显示51%~61.6%的恶性肿瘤患者伴有疼痛。WHO因而特别提出"到21世纪让全世界的恶性肿瘤患者不痛"的目标。观念错误、有限的疼痛控制知识、对药物成瘾的担忧、疼痛控制资源的限制和有缺陷的持续性照顾等都是影响恶性肿瘤疼痛控制成功与否的因素。癌性疼痛的控制应该及早进行、全盘计划、积极治疗。

发生疼痛的原因有哪些?

1. 由肿瘤直接引起的疼痛。

2. 在肿瘤治疗过程中直接引起的疼痛，如胸部放射治疗后导致放射性食管炎引起的疼痛。

3. 由肿瘤间接引起的疼痛，如机体免疫力低下引起局部感染产生疼痛。

4. 其他疾病引起的疼痛，如颈椎病。

5. 由社会 - 心理问题引起的疼痛，如紧张、焦虑等。

 疼痛的临床表现有哪些?

1. 对精神心理的影响　急性疼痛引起患者精神兴奋、焦虑、烦躁。慢性疼痛可使人精神抑郁。

2. 对呼吸系统的影响　疼痛时呼吸快而浅，术后疼痛的患者不敢做深呼吸和咳嗽，易发生肺炎和肺不张。

3. 对心血管系统的影响　表浅疼痛对循环系统产生兴奋作用，常表现为血压升高，心率加快；深部疼痛对循环系统产生抑制作用，表现为低血压、缓脉，严重可导致休克。还可增加心脏的负担，使心电图出现各种类型的改变，对老年人、冠心病、心脏病的患者尤为不利。

4. 对消化系统的影响　疼痛常引起恶心、呕吐、食欲缺乏、消化功能障碍，术后疼痛可使患者胃肠道蠕动减慢。

5. 对神经内分泌系统的影响　疼痛使机体处于应激状态，体内多种激素分泌异常，导致机体消耗巨大的能量；对于肿瘤患者而言，还能加速肿瘤细胞的扩散，对治疗和康复十分不利。

6. 对免疫系统的影响　可引起免疫功能下降，对预防或治疗及控制肿瘤扩散不利。

7. 对凝血功能的影响　疼痛可使机体处于高凝状态，患者因为疼痛拒绝翻身、下床活动等，容易引发下肢静脉血栓的形成。

 癌性疼痛不能有效控制的因素有哪些?

1. 缺乏癌性疼痛治疗知识，担心镇痛药物（如吗啡等）成瘾。

2. 受中国传统观念影响，认为忍受疼痛是一种坚强抗癌的表现，在治疗中

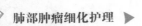

没有告知医护人员。

3. 患者无法适应镇痛药物带来的不良反应。

4. 经济因素影响。

5. 患者误认为用吗啡等镇痛药物是吸毒，不愿意接受治疗。

 为什么要学会疼痛评估方法?

　　疼痛对患者的饮食和睡眠造成了严重影响，生活质量下降需要医护人员通过药物来进行干预。疼痛评估是疼痛控制最关键的一步，它贯穿治疗全过程，全面的疼痛评估对确定恰当的治疗至关重要，根据评估情况给予患者正确剂量，并评估疗效，因此，做好疼痛评估是疼痛治疗的前提。准确、及时地对疼痛进行评估可以给临床治疗提供必要的指导和帮助，是有效治疗疼痛的关键，因此需要患者学会自我评估来配合医护人员开展镇痛工作。

 疼痛的评估有哪些?

　　1. 单维度疼痛评估　采用衡量疼痛程度的工具测量患者的自我疼痛的感觉，包括疼痛程度数字量表、面部表情疼痛评分量表及主诉疼痛程度分级法。

　　（1）数字量表评分法：用 0~10 代表不同程度的疼痛，0 为无痛，10 为剧痛。患者疼痛时圈出一个最能代表自身疼痛程度的数字。此方法简单易懂，临床较常用。

　　　0　1　2　3　4　5　6　7　8　9　10

　　无痛　　　　　　　　　　　　最痛

　　疼痛程度分级标准为：0：无痛；1~3：轻度疼痛；4~6：中度疼痛；7~10：重度疼痛。

　　（2）面部表情评分法：对婴儿或无法进行交流的患者可通过画有不同面部表情的图画评分法来评估疼痛（图 9-1）。

　　（3）主诉疼痛分级法：根据患者对疼痛的主诉分为轻度、中度、重度。

　　①轻度疼痛：有疼痛但可以忍受，生活正常，睡眠无干扰。

　　②中度疼痛：疼痛明显，不能忍受，要求服用镇痛药物，睡眠受干扰。

　　③重度疼痛：疼痛剧烈，不能忍受，需用镇痛药物，睡眠受严重干扰，可伴自主神经紊乱或被动体位。

表情图	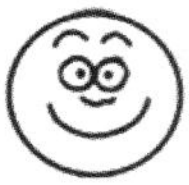	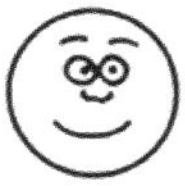	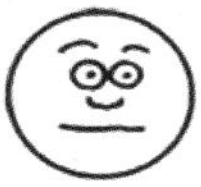	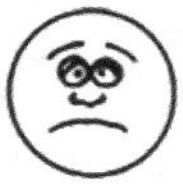	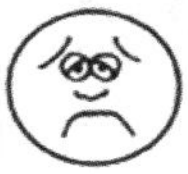	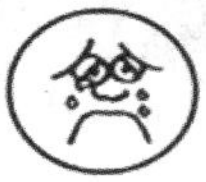
分值	0	1～2	3～4	5～6	7～8	9～10
说明	非常愉快，无疼痛	有一点疼痛	轻微疼痛，能忍受	疼痛影响睡眠，尚能忍受	疼痛难以忍受，影响食欲和睡眠	剧烈疼痛，哭泣

图 9-1　疼痛评分

2. 多维度疼痛评估　评估疼痛对患者生活多个方面的影响，包括情绪、精神、日常生活、人际关系及睡眠质量等，如简明疼痛评估量表。

 如何进行疼痛评估?

1. 既往镇痛治疗：用药的原因、持续时间、疗效、停药原因。
2. 目前疼痛治疗计划：包括药物和非药物手段，如果正在用药，要明确用什么药、药量、周期、当前的处方医师。
3. 目前疗效：疼痛缓解程度、患者对药物治疗计划的依从性、药物不良反应如便秘、过度镇静、恶心等。
4. 患者对于疼痛治疗的目标和期望。
5. 详细的体格检查。
6. 准确评估患者的疼痛程度。

 什么是急性爆发痛?

爆发痛是癌症患者经常遇到的问题，是指在有效镇痛药物治疗期间，患者在持续痛的基础上，突然出现的短暂而剧烈的疼痛，疼痛发作频繁、持续时间短、不可预测、与原来慢性疼痛无必然联系。

发生急性爆发痛，评估并区分疼痛是否与肿瘤急症相关。与肿瘤急症无关的疼痛选用快速起效的阿片类药物，对可预见的爆发痛给予预先镇痛治疗，对于骨转移所致的爆发痛考虑辅助药物，如非甾体类抗炎药物或放射治疗。与肿瘤急症相关的疼痛在针对肿瘤急症进行特殊治疗的同时给予镇痛治疗。

癌性疼痛的治疗方法有哪些?

1.抗肿瘤治疗 放射治疗、化学治疗、手术治疗、内分泌治疗、分子生物靶向治疗等。

2.药物治疗 口服、舌下含服、经皮贴剂、直肠、皮下、肌内、静脉、椎管内、自控等。

3.心理治疗 催眠、转移注意力、放松训练。

4.理疗 按摩、针灸等。

 如何进行三阶梯镇痛用药?

肿瘤的三阶梯镇痛原则是按时给药、按阶梯给药、个体化用药。

1.第一阶梯 轻度至中度癌痛患者应采用非阿片类镇痛药。如有特殊指征可合并应用辅助镇痛药。非甾体类抗炎药有阿司匹林、对乙酰氨基酚、双氯芬酸钠等。

2.第二阶梯 当非阿片类药物不能满意镇痛时应用弱阿片类镇痛药,如可待因。

3.第三阶梯 中度和重度癌性疼痛选用强阿片类镇痛药,如吗啡、芬太尼。

 癌性疼痛的药物治疗原则是什么?

1.首选口服药 有规律地口服吗啡已经成为治疗慢性癌性疼痛的主要方法。

2.个体化原则 对每一个体选择合适的剂量。镇痛药用量因人而异,不同患者的有效镇痛剂量差异很大。

3.治疗失眠 疼痛一般是夜间加重,影响患者的睡眠,长期失眠会导致精神衰弱,夜间应加大吗啡剂量延长镇痛时间使患者安眠。

4.处理不良反应 强阿片类药物常出现便秘、恶心、呕吐等不良反应,需用镇吐药和缓泻药治疗。

5.观察效果 无论用哪种镇痛药,都必须观察治疗效果和不良反应以达到满意的效果,并及时总结。

6.掌握癌性疼痛的性质 掌握癌性疼痛性质及其社会的、家庭的和精神心理影响因素。

临床常用的镇痛药物有哪些?

1. 非阿片类　阿司匹林、吲哚美辛（消炎痛）、萘普生、吲哚美辛栓、布洛芬等。

2. 弱阿片类　可待因、氯芬待因、曲马多、布桂嗪（强痛定）等。

3. 强阿片类　可待因、吗啡、羟考酮、芬太尼、哌替啶等。

4. 其他辅助用药

（1）皮质激素类药物：泼尼松、地塞米松。

（2）抗惊厥药物：卡马西平、苯妥英钠。

（3）三环类抗抑郁药：阿米替林、多塞平。

（4）抗焦虑药：地西泮。

 镇痛的理想标准是什么?

1. 疼痛评分（数字评估法）：疼痛强度 ≤ 3 分。

2. 24h 爆发痛次数 < 3 次。

3. 吗啡类镇痛药物调整时间 < 3d。

 长期服用镇痛药物是否会成瘾?

长期用阿片类镇痛药物治疗，尤其是口服按时给药发生成瘾（精神依赖性）的可能性极微。对阿片类药物产生耐受性或生理依赖性意味着已成瘾，但也不影响继续安全使用阿片类药物镇痛。

 什么是阿片类药物?

阿片类药物又称为麻醉性镇痛药，它能提高患者的痛阈从而减轻或消除疼痛，一般不产生意识障碍，但大剂量可产生睡眠或麻醉。常见的阿片类药物有吗啡、可待因、哌替啶、芬太尼、盐酸羟考酮缓释片（奥施康定）、硫酸吗啡缓释片（美施康定）。

肺部肿瘤细化护理 ▶

 服用大量阿片类药物是否会中毒？

服用大量阿片类药物不会中毒。WHO"三阶梯镇痛"的基本原则强调个体化用药，阿片类药物没有封顶剂量，医生会根据患者的个体需要给予正确剂量的用药，否则会导致用药剂量的不足，不能有效缓解疼痛。

 疼痛患者如何配合医护人员进行镇痛治疗？

1. 入院时主动将疼痛症状告知医护人员，配合做好疼痛评估。

2. 学会护士所教的疼痛评估方法，能够准确汇报疼痛强度。

3. 遵医嘱正确、及时应用镇痛药物，并观察用药后显示镇痛效果所需的时间。

4. 如果应用镇痛药后出现恶心、呕吐、排便困难、昏睡等不适症状，及时给予处理。

 阿片类药物有哪些不良反应？

1. 便秘 95% 的患者口服镇痛药时伴有便秘。便秘以预防为主，评估患者便秘的原因及程度，遵医嘱使用镇痛药的同时给予缓泻药以缓解便秘。同时鼓励患者多饮水，多吃新鲜水果、蔬菜，适量的粗粮及富含纤维素的食物，适当的运动、养成定时排便的习惯，也可以进行腹部按摩。便秘严重者可口服番泻叶，必要时给予灌肠。

2. 恶心、呕吐 一般于服药后数天到 1 周内症状逐渐减轻或消失，必要时可口服甲氧氯普胺和维生素 B_6 以缓解症状，同时嘱患者进食易消化的清淡饮食。

3. 镇静和嗜睡 一般在 2~5d 消失，在此期间注意安全护理，防止坠床和跌倒等。

4. 呼吸抑制 是最严重的并发症，如果呼吸次数 < 8 次 / 分，立即报告医生。

5. 急性中毒 表现为呼吸抑制、昏迷、瞳孔缩小和消化道痉挛等。可选用阿片类拮抗药纳洛酮治疗。

6. 生理依赖性和耐药性 采用逐渐减量、延长间隔时间直至停药。

7. 心理依赖 医护人员共同合作，评估、诊断心理依赖，通过健康教育等改变患者错误理念和行为。

 如何使用芬太尼透皮贴?

　　药物贴在皮肤表面，通过皮肤渗透吸收药物达到镇痛的目的。是一种简单便利的持续给药方法。

　　1. 选择躯干或上臂非刺激及非辐射的平整皮肤表面，最好是无毛发部位，如有毛发在使用前予以剃除，清水清洗局部，待完全干燥后揭去保护层将黏附层贴于皮肤表面（不能有气泡产生），手掌用力按压 30s，以确保贴剂与皮肤完全贴附，尤其应注意边缘部分。每 72h 更换时应在另一部位使用新的贴剂，几天后才可在相同的部位重复使用。

　　2. 芬太尼透皮贴与口服药的比较

　　（1）与口服药相比：作用时间长，避免肝的首关效应，生物利用度高，毒副作用小，血药浓度稳定。

　　（2）与胃肠外给药相比：无创伤，无须设备，费用相对较低，患者容易接受。

 恶性肿瘤疼痛的非药物治疗方法有哪些?

　　85%~90% 的癌痛患者可以通过镇痛药物的使用使疼痛得到控制和缓解。其他方法也可以结合药物治疗帮助患者改善疼痛症状。

　　1. 放疗和化疗　当癌肿压迫或浸润神经引起疼痛时，70%~85% 的患者可通过放疗缓解疼痛。尤其是骨转移的患者，局部放疗可使疼痛减轻。化疗是控制癌痛的一种必要手段，可从病因上消除恶性肿瘤所致的疼痛。

　　2. 心理学方法　心理学方法包括催眠术、放松疗法、生物反馈、精神治疗以及认识行为治疗。如可以转移或分散注意力，唱歌、听音乐、看电视、与家人朋友交谈等。放松疗法，教会患者运用简单的注视呼吸锻炼，逐步放松肌肉等。

　　3. 麻醉方法　包括末梢神经阻滞，肌筋触发点注射、自主神经阻断、鞘内神经阻滞及使用一氧化氮等药物麻醉方法。

　　4. 神经外科方法　神经破坏性方法、神经刺激法。

　　5. 其他治疗方法　包括养生功、针灸或穴位压迫、热疗、冷疗、按摩、皮肤刺激及经皮电神经刺激等。

如何护理癌性疼痛患者？

1. 建立良好相互信任的护 - 患关系，取得患者的信任、支持与合作，认真倾听患者的陈述，鼓励患者表达疼痛，接受对疼痛的感受及反应，与患者共同讨论疼痛控制的目标。

2. 及时评价并记录患者疼痛的缓解程度。

3. 评价药物不良反应的程度与耐受情况。

4. 心理护理与心理治疗，放松、分散注意力和调整心境等方法可使患者的注意力从疼痛及伴有的恶劣情绪中转移。放松练习的方法包括慢节奏呼吸、简单抚摸、按摩、保暖和主动听音乐。

5. 精神安慰及社会支持，鼓励患者参加社会活动，如抗癌协会、病友支持组织等，争取亲人、朋友及社会的支持，用积极的心理情感阻断疼痛的恶性循环，消除焦虑、沮丧、恐惧、排解愤怒等。

6. 实施非药物镇痛技巧辅助药物镇痛：疼痛是一种主观感受，并受生理、心理、社会因素的影响，因此虽然药物治疗是最常用的镇痛手段，但非药物镇痛治疗也同样不可忽视。可以根据疼痛的部位、性质、伴随症状、诱发因素等不同，采用热敷、冷敷、按摩、针灸等非药物治疗方法辅助药物镇痛，可以取得较好的效果。进行适当的活动，如低强度的体育活动、沐浴、松弛肌肉、腹式呼吸等。

7. 优美舒适的环境：保持病室安静、清洁、光线充足、室温适中、空气新鲜等，减轻对患者的刺激。协助患者取舒适体位，创造良好的环境，可提高痛阈，减轻痛苦。

8. 随访：对接受癌性疼痛规范性治疗的患者进行定期随访（每周1次）评估疼痛治疗现状，保障患者得到持续、合理、有效的癌痛治疗。出院癌痛患者随访率不低于70%，门诊癌痛患者疼痛评估率不低于95%。

肺癌疼痛患者如何护理？

1. 疼痛时尽量深呼吸，以胸式呼吸为主，减轻腹部压力刺激。

2. 取舒适的体位，患侧卧位及半卧位，可减轻腹壁紧张，减轻疼痛。

3. 局部轻轻按摩，不可用力，否则易致肿块破裂或扩散。

4. 饮食应选清淡、高蛋白、低脂、无刺激的易消化食物，不宜过饱，少食多餐。饮食丰富多样、清淡、富有营养，以肉粥、鱼粥、蛋粥、薏米粥、百合粥、枸杞等各种粥类、汤类为主，配合水果、新鲜蔬菜。保持大便通畅，减轻腹胀，以免诱发疼痛。

5.保持情绪稳定，焦虑的情绪易引起疼痛加剧。

6.保持环境安静舒适，执行保护性医疗制度，耐心听取患者倾诉，给予适当安慰，减轻患者心理负担，提高痛阈。

7.帮助生活不能自理的患者定时变换体位，每天擦洗、按摩手足。可用红花酒精涂抹受压部位，防止压疮发生。

8.密切观察患者的呼吸、血压、脉搏、体温、神志的变化。如有异常，马上报告医师，对症处理。

9.可适当听音乐，使身心放松，改善生活质量。

 缓解肺癌晚期疼痛有哪些方法?

1.物理方法

（1）体表止痛法：可通过刺激疼痛部位周围的皮肤或相对应的健侧达到止痛目的。刺激方法可采用按摩、涂清凉止痛药等，也可采用各种温度的刺激，或用 65℃热水袋放在湿毛巾上局部热敷，每次 20min，可取得一定的止痛效果。

（2）注意力转移止痛法：可根据患者的爱好放一些轻快的音乐，让患者边欣赏边随节奏做拍手动作；或让患者听一些笑话、幽默小说、相声改变情绪。还可以让患者坐在舒适的椅子上闭上双眼，回想自己童年时有趣的事情，每次 15min，一般在进食后 2h 进行，事后闭目静坐 2min，这些都可以达到转移止痛的目的。

（3）放松止痛法：全身放松可有轻快感，肌肉松弛可阻断疼痛反应。让患者闭上双眼，做叹气、呵气等动作，随后屈髋屈膝平卧、放松腹肌、背肌、缓慢做腹式呼吸。或让患者在幽静的环境里闭目进行慢而深的吸气与呼气，使清新空气进入肺部，达到止痛目的。

2.药物镇痛　在实践中，首先评估疼痛程度，根据结果遵医嘱按三级镇痛原则给予镇痛药，并注意观察镇痛效果和药物副作用，发现异常及时减量或停药。在患者疼痛剧烈时适当加用镇静药。另外中药辅助性缓解肺癌疼痛也是目前比较常用的方法。如中药人参皂苷 rh_2，它含有人参中最有效的活性成分，在抑制癌细胞生长增殖的同时有很好的消炎作用，能够有效缓解癌症患者的疼痛。

3.心理护理

（1）疏泄和安慰：主动热情关心患者，倾听其诉说心中的焦虑，并表示理解和同情，让其体会到他并不是孤立地承担痛苦。在暗示疾病疑难的同时帮助患者分析疼痛的反复性，解释与疼痛有关的生物心理学问题。多与患者交谈疾

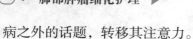

病之外的话题，转移其注意力。

（2）暗示疗法：利用医护的权威使患者接受医护的观念，从而解除心理压力和负担，使症状得以减轻。

（3）死亡教育：对不同年龄、性格、文化水平、社会经历、病程长短的患者采取不同的教育方式和教育内容，帮助患者正确认识生、老、病、死这一自然规律，认识到生命的真正价值在于质量，最终达到帮助其摆脱对死亡的恐惧和不安、平静面对死亡的目的。

（4）家属的心理护理：关心、帮助和支持晚期肺癌患者，使患者轻松愉快地度过最后的日子是家庭中每个成员的责任。通过与家属交谈、向家属介绍病情、提出指导性意见来稳定家属的心理状态。允许家属在任何时候探视患者，让他们在陪伴亲人时配合护士做好患者的心理护理，减轻患者的心理压力。

参考文献

丁玥 .2011. 肿瘤科护理必备 [M]. 北京：北京大学医学出版社 .

胡琰霞 .2010. 胸外科护理基本知识与技能 320 问 [M]. 北京：科学出版社 .

李丹 .2015. 肿瘤患者放疗健康指导 [M]. 北京：人民军医出版社 .

缪景霞 .2011. 肿瘤生物与分子靶向治疗的应用及护理 [M]. 广州：广东科技出版社 .

宋鑫，侯建红，谭晶 .2014. 肿瘤生物治疗技术 [M]. 北京：人民卫生出版社 .

王建荣，罗莎莉 .2013. 肿瘤疾病护理指南 [M]. 北京：人民军医出版社 .

闻曲 ，程芳，鲍爱琴 .2012.PICC 临床应用及安全管理 [M]. 北京：人民军医出版社 .

吴蓓雯 .2012. 肿瘤专科护理 [M]. 北京：人民卫生出版社 .

徐波 .2008. 肿瘤护理学 [M]. 北京：人民卫生出版社 .

赵永静 .2014. 长期留置胃管 117 例并发症的护理 [J]. 中外医疗，（28）：164–166.